당신의 삶을 변화시킬
에센셜 오일의 모든 것

프랑스 아로마테라피 바이블

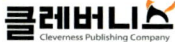

당신의 삶을 변화시킬 에센셜 오일의 모든 것

프랑스 아로마 바이블

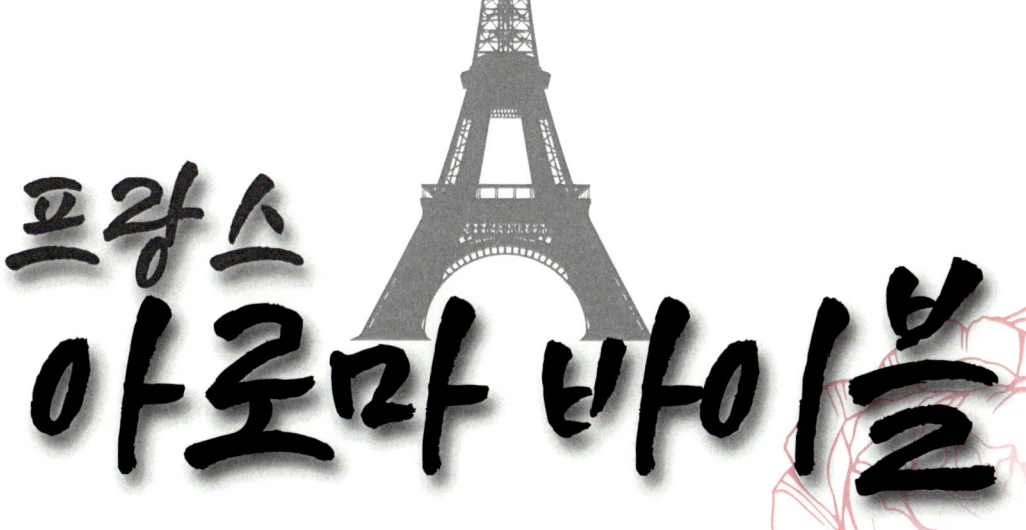

이주예 지음

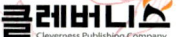
클레버니스
Cleverness Publishing Company

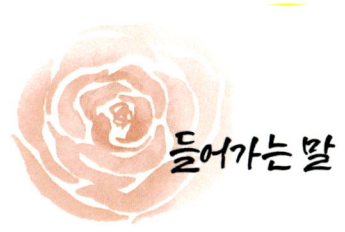

들어가는 말

　우리의 일상 속에는 눈에 보이지 않는 세계가 존재합니다. 이 세계는 식물의 생명력이 응축된 작은 방울, 에센셜 오일로 가득 차 있습니다. 프랑스에서는 오래전부터 이 에센셜 오일의 힘을 의학적으로 활용해왔는데, 이를 '메디컬 아로마테라피'라고 부릅니다. 프랑스의 메디컬 아로마테라피는 식물의 에너지를 건강과 치유에 활용하는 자연 치료법으로, 임상 경험과 과학적 연구를 통해 발전해왔습니다. 프랑스에서는 일상생활뿐만 아니라 병원과 클리닉에서도 에센셜 오일을 다양한 증상 완화와 건강 증진에 활용하고 있는데요. 이는 프랑스인들에게 아로마테라피가 삶의 필수 요소로 자리 잡았음을 보여줍니다.

　이 책에서는 프랑스 메디컬 아로마테라피의 역사와 발전 과정, 그리고 그 특징을 살펴보고자 합니다. 에센셜 오일의 과학적 작용 메커니즘과 임상 사례를 통해 아로마테라피의 효능과 안전성을 입증하고, 일상생활에서 에센셜 오일을 올바르고 효과적으로 활용할 수 있는 방법을 제시하고자 합니다. 또한 프랑스 아로마테라피 전문가들의 생생한 경험담을 들어보고, 에센셜 오일 산업의 지속가능성과 품질 관리의 중요성에 대해서도 살펴볼 예정입니다. 이를 통해 한국의 메디컬 아로마테라피 발전 방안을 모색하고, 보다 많은 사람들이 에센셜 오일의 혜택을 누릴 수 있기를 희망합니다.

　에센셜 오일과 아로마테라피에 관심이 있는 일반인부터 건강과 웰빙을 추구하는 독자, 그리고 아로마테라피의 과학적 근거와 임상 활용에 관심이 있는 전문가까지 폭넓은 독자층을 대상으로 합니다. 프랑스의 아로마테라피 전문가로서 축적된 지식과 경험, 그리고 연구 결과를 바탕으로 에센셜 오일의 세계로 여러분을 안내하고자 합니다. 프랑스 메디컬 아로마테라피의 비밀이 담긴 이 책은 단순한 정보 전달을 넘어, 독자 여러분의 삶에 건강과 향기를 더하는 소중한 길잡이가 되어줄 것입니다. 식물이 전하는 생명의 메시지를 느끼며, 자연과 더욱 가까워지는 경험을 하게 될 것입니다. 함께 에센셜 오일의 놀라운 효능을 발견하고, 우리의 몸과 마음을 치유하는 아로마테라피의 세계로 빠져보시기 바랍니다. 이 향기로운 여정을 통해 건강하고 행복한 삶을 만들어가는 데 도움이 되기를 진심으로 기원합니다.

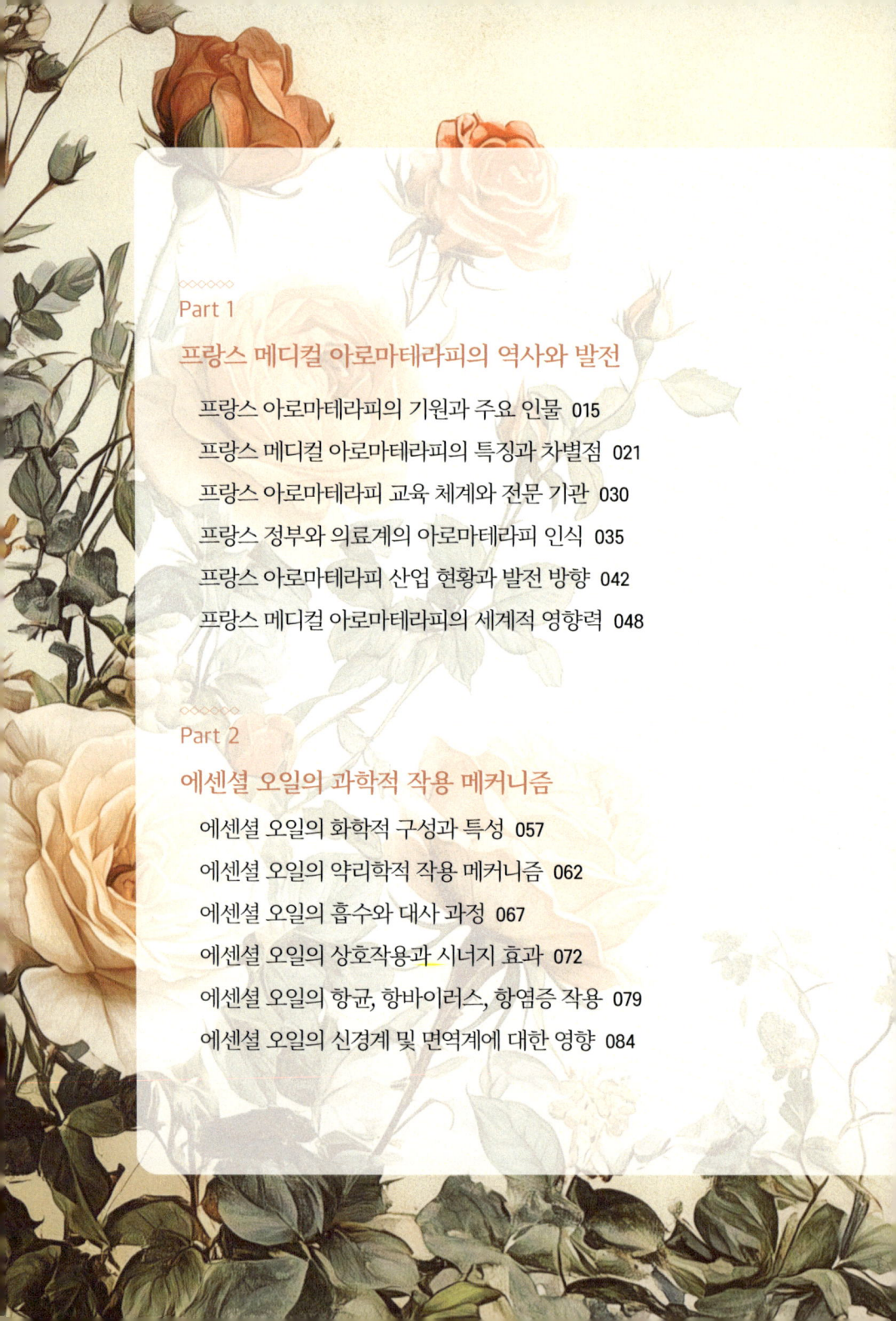

Part 1
프랑스 메디컬 아로마테라피의 역사와 발전

프랑스 아로마테라피의 기원과 주요 인물 015

프랑스 메디컬 아로마테라피의 특징과 차별점 021

프랑스 아로마테라피 교육 체계와 전문 기관 030

프랑스 정부와 의료계의 아로마테라피 인식 035

프랑스 아로마테라피 산업 현황과 발전 방향 042

프랑스 메디컬 아로마테라피의 세계적 영향력 048

Part 2
에센셜 오일의 과학적 작용 메커니즘

에센셜 오일의 화학적 구성과 특성 057

에센셜 오일의 약리학적 작용 메커니즘 062

에센셜 오일의 흡수와 대사 과정 067

에센셜 오일의 상호작용과 시너지 효과 072

에센셜 오일의 항균, 항바이러스, 항염증 작용 079

에센셜 오일의 신경계 및 면역계에 대한 영향 084

Part 3

프랑스 메디컬 아로마테라피 임상 사례 연구 I

호흡기 질환에 대한 에센셜 오일의 효능 097

소화기 질환에 대한 에센셜 오일의 효능 103

피부 질환에 대한 에센셜 오일의 효능 109

통증 및 염증성 질환에 대한 에센셜 오일의 효능 116

정신 건강 및 스트레스 관련 증상에 대한 에센셜 오일의 효능 122

프랑스 병원 및 클리닉에서의 메디컬 아로마테라피 활용 사례 I 127

Part 4

프랑스 메디컬 아로마테라피 임상 사례 연구 II

여성 건강 관련 질환에 대한 에센셜 오일의 효능 139

노인 건강 관리에 있어 에센셜 오일의 효능 146

심혈관 질환 예방 및 관리에 대한 에센셜 오일의 효능 151

암 환자 케어에 있어 에센셜 오일의 보조적 활용 161

수술 전후 관리에 있어 에센셜 오일의 활용 169

프랑스 병원 및 클리닉에서의 메디컬 아로마테라피 활용 사례 II 173

프랑스 의료진의 메디컬 아로마테라피 활용 경험 178

Part 5

에센셜 오일의 안전한 사용법과 주의사항

에센셜 오일 사용 시 주의해야 할 기본 사항 185

피부 타입별 에센셜 오일 사용법과 주의사항 190

연령별 에센셜 오일 사용법과 주의사항 194

임신과 수유 기간 중 에센셜 오일 사용 시 주의사항 198

에센셜 오일의 복용 및 내복 사용 시 주의사항 203

에센셜 오일 사용 시 알레르기 반응 및 부작용 대처법 206

Part 6

프랑스 가정에서의 에센셜 오일 활용

실내 공기 정화를 위한 에센셜 오일 활용법 215

계절별 프랑스인들의 에센셜 오일 사용법 221

프랑스 스파와 마사지에서의 에센셜 오일 활용 224

프랑스 주방에서 활용하는 에센셜 오일 228

프랑스 아로마테라피 전문가 추천 레시피 234

프랑스인들의 에센셜 오일 구매 팁과 선호 브랜드 234

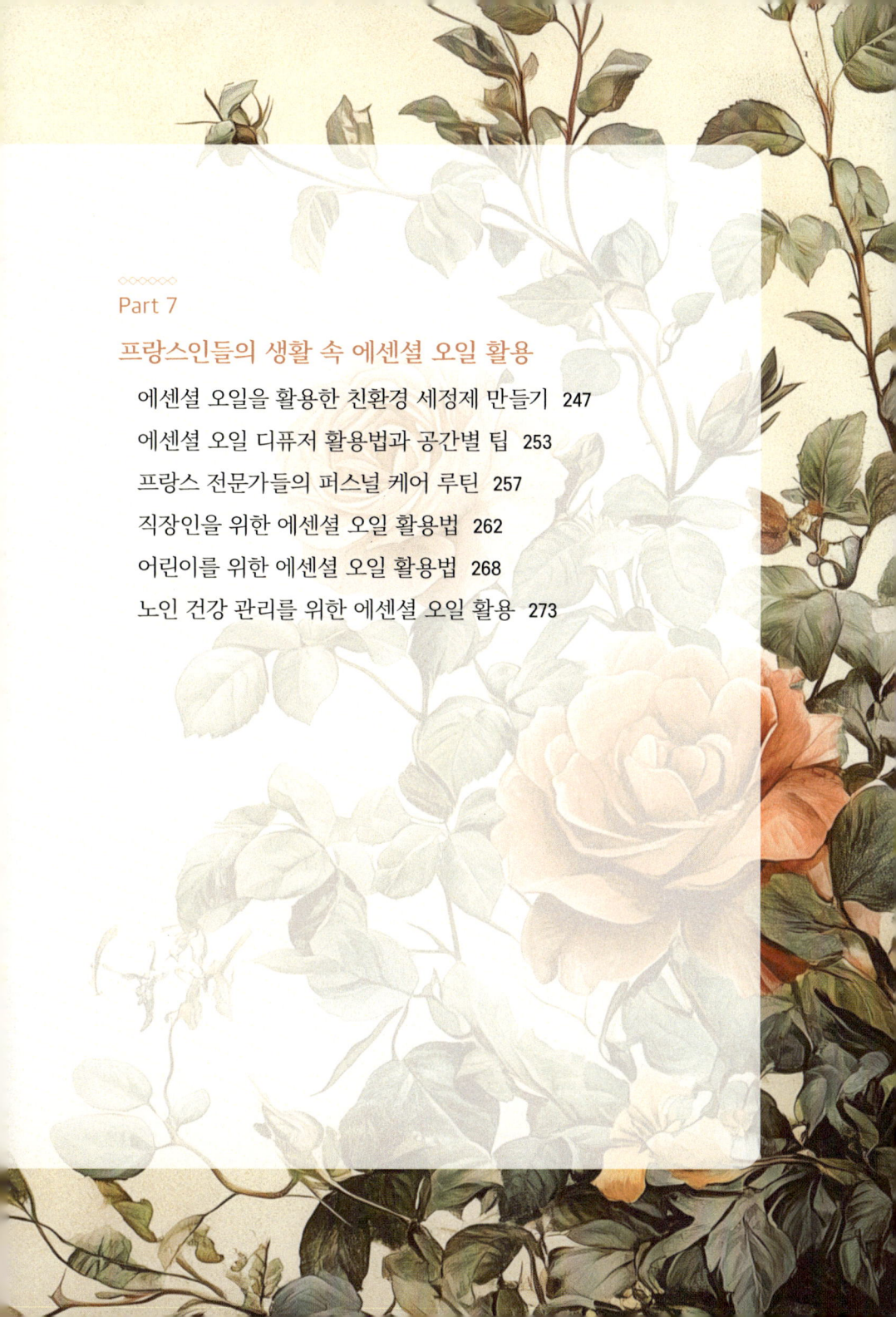

Part 7

프랑스인들의 생활 속 에센셜 오일 활용

에센셜 오일을 활용한 친환경 세정제 만들기 **247**
에센셜 오일 디퓨저 활용법과 공간별 팁 **253**
프랑스 전문가들의 퍼스널 케어 루틴 **257**
직장인을 위한 에센셜 오일 활용법 **262**
어린이를 위한 에센셜 오일 활용법 **268**
노인 건강 관리를 위한 에센셜 오일 활용 **273**

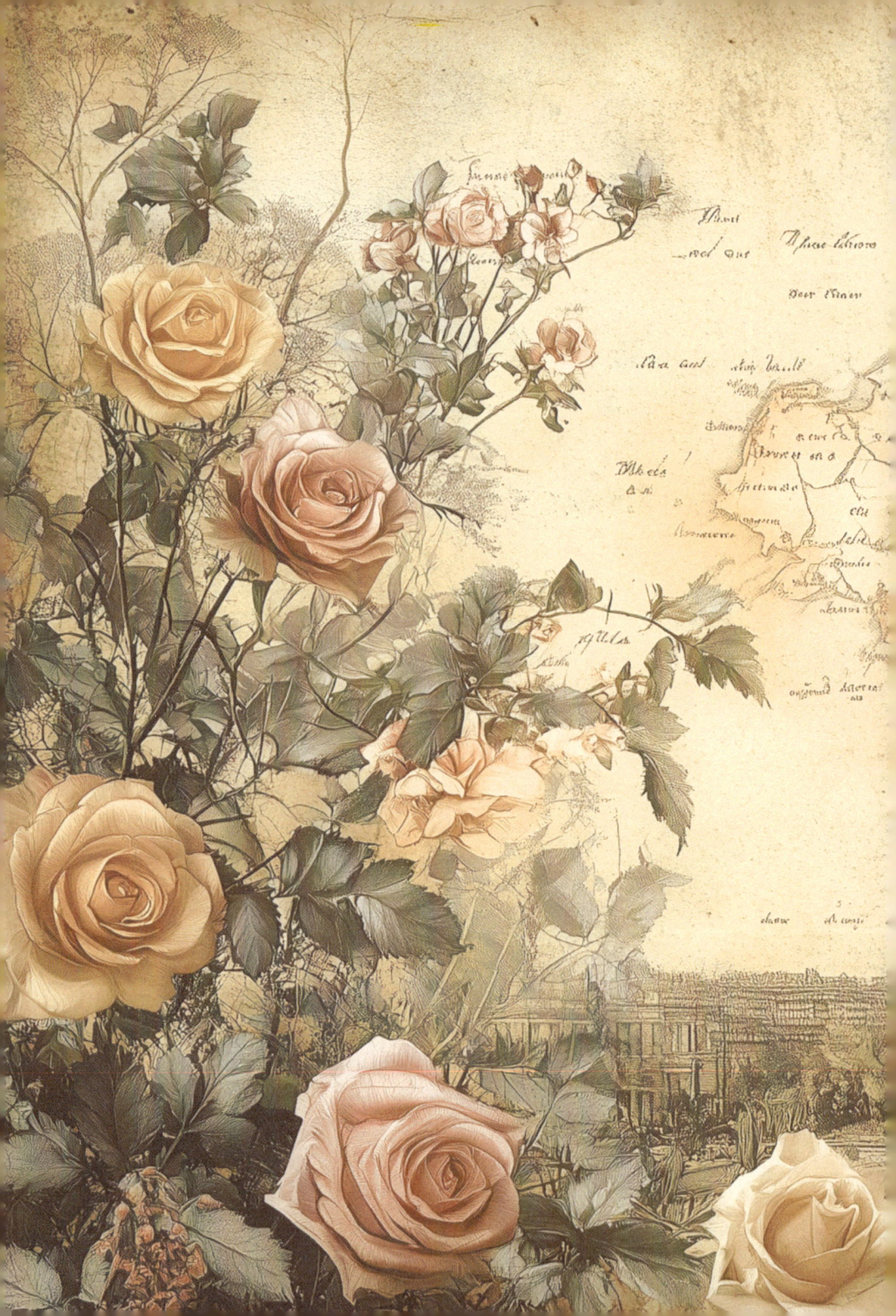

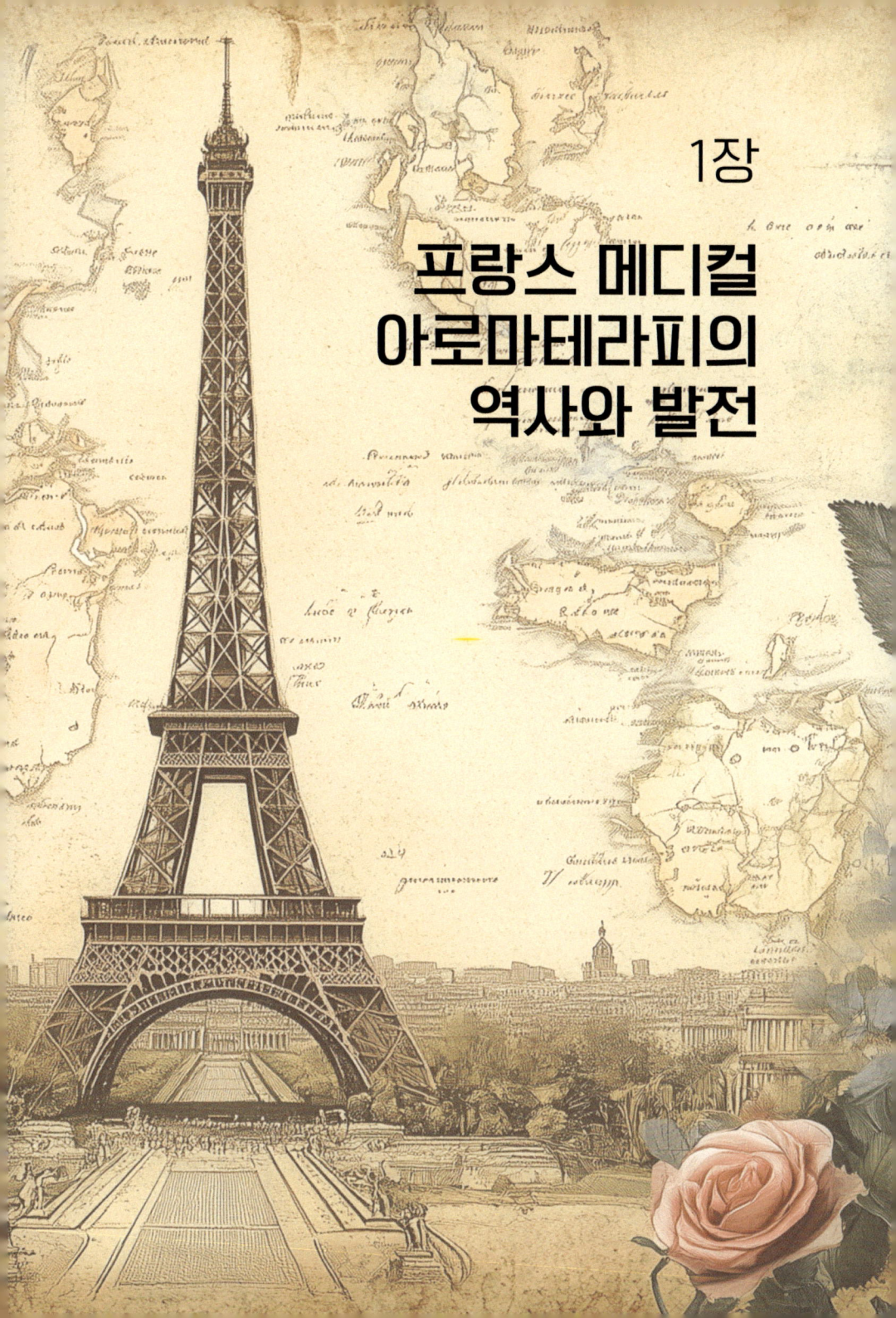

1장

프랑스 메디컬 아로마테라피의 역사와 발전

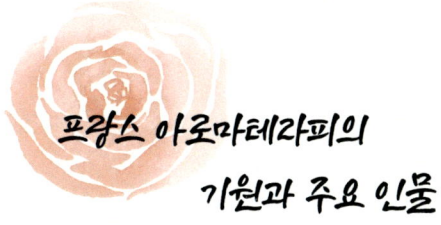

프랑스 아로마테라피의 기원과 주요 인물

르네-모리스 가트포세는 현대 아로마테라피의 아버지로 불리는 프랑스 화학자이자 조향사입니다. 그의 인생을 바꾸고 아로마테라피 분야에 혁명을 일으킨 우연한 개인적 경험으로 에센셜 오일의 세계로 발을 들이게 되었습니다. 1928년, 가트포세는 실험실 사고로 심한 화상을 입었습니다. 본능적으로 그는 라벤더 에센셜 오일 통에 손을 담갔고, 놀랍게도 오일은 즉각적인 진통 효과를 제공했을 뿐만 아니라 흉터를 최소화하면서 치유 과정을 가속화했습니다. 이 우연한 발견은 에센셜 오일의 치료 특성에 대한 가트포세의 관심을 불러일으켰고, 획기적인 연구의 시작을 알렸습니다. 그는 군병원과 민간병원에서 광범위한 실험을 진행하여 특히 응급 수술과 전염병에 대항하는 자신의 제품의 살균 효과를 입증했습니다. 그의 연구는 Salvol과 같은 살균 제제의 개발로 이어졌으며, 이를 의료계와 아낌없이 공유했습니다.

1937년, 가트포세는 그의 획기적인 저서 "Aromathérapie: Les Huiles Essentielles Hormones Végétales"에서 **"아로마테라피"라는 용어를 처음 사용**했습니다. 이 출판물은 치유에 에센셜 오일을 사용하기 위한 이론적 토대를 마련하였으며, 아로마테라피의 전인적 이점을 강조하고 신체적, 정서적, 정신적 웰빙에 미치는 향기의 영향을 인식했습니다. 가트포세의 선구적인 업적은 치료 및 방향 목적으로 에센셜 오일을 이해하고 활용하는 데 지속적인 영향을 미쳤으며, 품질과 진정성에 대한 그의 헌신에서 영감을 얻은 Young Living과 같은 브랜드에 영향을 주었습니다.

프랑스 의사 장 발렛은 에센셜 오일의 의학적 사용을 확립하는 데 중추적인 역할을 했으며 아로마테라피의 발전에 크게 기여했습니다. 군의관이자 외과의사로서 발렛은 1948년부터 에센셜 오일의 치료 특성과 일상 의학에서의 가치에 초점을 맞춰 연구를 시작했습니다. 그는 의료 실무에 유용한 에센셜 오일의 구체적인 특성, 적응증 및 용량을 꼼꼼히 기록하여 이 분야의 진정한 개척자가 되었습니다. 제2차 세계대전 중 병사들의 상처에 에센셜 오일을 적용한 발렛의 경험은 에센셜 오일의 약리학적 이점에 대한 그의 연구를 더욱 부추겼습니다. 그는 에센셜 오일을 사용하여 항균 감수성을 시험하는 방법인 "아로마토그램"이라는 용어를 만들었으며, 디종의 M. 지롤트 박사와 함께 이 획기적인 연구에 협력했습니다. 발렛의 영향력 있는 출판물로는 "아로마테라피: 식물 에센스로 질병 치료하기"(1964), "채소, 과일, 곡물로 질병 치료하기"(1967), "자연 박사"(1971), "식물요법: 식물로 질병 치료하기"(1972) 등이 있으며, 아로마테라피 분야의 주춧돌이 되었습니다. 발렛은 의학에 대한 자연적이고 무독성 접근법의 강력한 옹호자로서 항생제 과용의 위험성을 예견하고 방향성 식물과 그 에센스를 예방과 치료의 주요 수단으로 장려했습니다. 이 분야를 발전시키기 위한 그의 지칠 줄 모르는 노력으로 1971년에는 최초의 피토-아로마테라피 연구 협회를 설립했으며, 1976년부터 1995년 사망할 때까지 매년 대규모 국제 피토-아로마테라피 콘퍼런스를 조직했습니다. 발렛의 업적은 프랑스 의사들이 사용하는 아로마테라피에 대한 임상적, 과학적 접근법과 웰니스와 건강한 라이프스타일에 초점을 맞춘 **보다 일반적인 대중적 아로마테라피 트렌드의 기반을 마련**하여 그에게 "현대 피토-아로마테라피의 아버지"라는 칭호를 안겨주었습니다.

아로마테라피 분야의 저명한 인물인 피에르 프랑쇼므와 다니엘 페노엘은 에센셜 오일의 과학적 이해와 그 적용에 상당한 공헌을 했습니다. 그들의 연구는 에센셜 오일의 화학적 조성이 치료 효과를 결정하는 데 있어 중요성을 강조하는 "아로마테라피 화학유형(케모타입)" 개념을 확립하는 데 결정적인 역할을 했습니다. 프랑스 생화학자인 피에르 프랑쇼므는 에센셜 오일의 화학적 특성에 대한 광범위한 연구로 인정받고 있습니다. 그의 연구는 에센셜 오일에 존재하는 다양한 화학 화합물의 식별과 분석에 초점을 맞추었는데, 이는 에센셜 오일의 치료 잠재력을 이해하는 데 매우 중요합니다. 프랑쇼므의 연구는 에센셜 오일의 화학적 조성과 인체와의 상호작용에 대한 상세한 이해를 제공함으로써 아로마테라피의 과학적 토대를 확립하는 데 기여했습니다. 그의 저서 "L'aromathérapie exactement"^{정확한 아로마테라피}는 다니엘 페노엘 박사와 공동 집필한 것으로, 300여 종의 에센셜 오일의 특성, 적응증, 금기 사항에 대한 자세한 정보를 제공하는 종합 안내서로서 이 분야의 대표적인 저작입니다.

프랑스 의사인 다니엘 페노엘 박사는 에센셜 오일의 치료 적용과 인체 건강에 미치는 잠재적 이점에 초점을 맞춰 임상적 관점을 아로마테라피 연구에 도입했습니다. 프랑쇼므와 페노엘의 연구는 에센셜 오일의 치료 효과가 식물 종, 재배 조건, 추출 방법 등에 따라 크게 달라질 수 있는 화학적 조성과 직접적인 관련이 있음을 인식하는 "아로마테라피 케모타입" 개념을 정립하는 데 도움을 주었습니다. 서로 다른 에센셜 오일의 특정 케모타입을 이해함으로써 임상의들은 최적의 치료 결과를 달성하기 위해 에센셜 오일의 사용을 더 잘 조정할 수 있고, 특정 건강 상태에 가장 효과적인 오일을 파악하며, 부작용을 최소화하면서 안전성을 보장할 수 있게 되었습니다.

아로마테라피 케모타입 개념은 에센셜 오일의 치료 잠재력을 효과적으로 활용하기 위해서는 에센셜 오일의 화학적 조성을 이해하는 것이 중요하다는 점을 강조하는 아로마테라피의 과학적 기초의 핵심 요소입니다. 프랑쇼므와 페노엘의 연구는 에센셜 오일의 화학적 특성과 치료 적용에 대한 상세한 이해를 제공하여 아로마테라피 분야를 크게 발전시켰으며, 미래 세대의 아로마테라피스트와 연구자들을 위한 길을 열어주었습니다.

이처럼 르네-모리스 가트포세, 장 발렛, 피에르 프랑쇼므, 다니엘 페노엘 등 **프랑스 아로마테라피의 선구자들은 에센셜 오일의 치료적 활용에 대한 과학적 접근법을 정립하고, 아로마테라피가 현대 의학에서 중요한 역할을 할 수 있음을 입증**했습니다. 그들의 헌신과 노력으로 아로마테라피는 단순한 대체의학을 넘어 과학적 근거에 기반한 예방과 치료의 수단으로 자리매김할 수 있었습니다. 오늘날 프랑스에서는 의사들이 환자의 건강 증진을 위해 에센셜 오일을 처방하고 있으며, 이는 아로마테라피가 그들의 의료 체계에 자연스럽게 통합되어 있음을 보여줍니다.

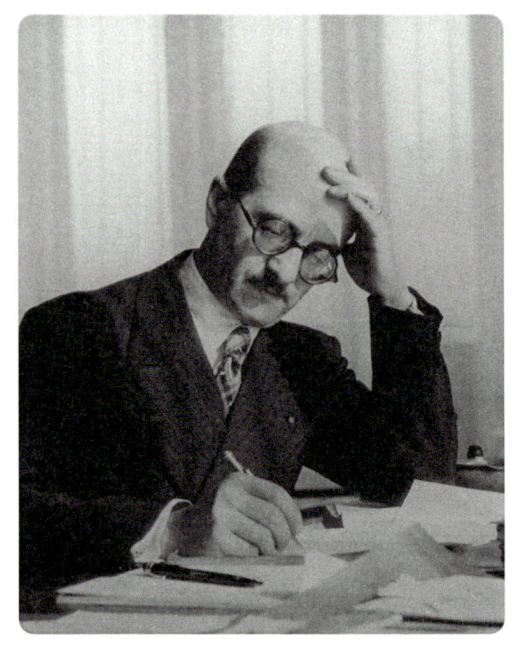

르네-모리스 가트포세

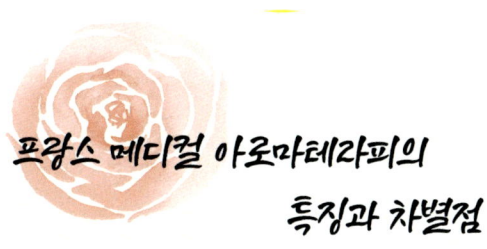

프랑스 메디컬 아로마테라피의 특징과 차별점

　프랑스의 메디컬 아로마테라피는 기존 의료 체계에 자연스럽게 통합되어 있어 다른 국가들과 차별화되는 특징을 보입니다. 이러한 통합은 교육, 연구, 규제에 대한 강조를 통해 이루어지며, 아로마테라피가 전통적인 치료법과 함께 보완요법으로 널리 받아들여지고 활용될 수 있도록 합니다.

　프랑스에서는 아로마테라피를 기존 의학에 통합하는 데 있어 교육의 중요성을 과소평가할 수 없습니다. 2018년에 발표된 **"병원 환경에서의 아로마테라피 교육, 실습 및 과학적 평가를 위한 전문가 합의"** 백서는 아로마테라피를 병원 치료에 통합하기 위한 포괄적인 프레임워크를 제공하고 있습니다. 이 문서는 임상 현장에서 에센셜 오일을 안전하고 효과적으로 사용하기 위한 지침을 제시하며, 치료 적용을 뒷받침하기 위한 철저한 교육과 연구의 필요성을 강조합니다. 이러한 교육 중심의 접근 방식으로 인해 프랑스의 의료 전문가들은 아로마테라피의 치료 효능과 안전성에 대해 숙지하고 있습니다. 그들은 에센셜 오일이 통증, 불안, 호흡기 문제 등 다양한 증상과 상태를 관리하는 데 어떻게 사용될 수 있는지에 대해 깊이 이해하고 있습니다. 이러한 지식을 바탕으로 그들은 자신 있게 아로마테라피를 치료 계획에 통합시켜 환자 케어에 대한 보다 전체적인 접근 방식을 만들어냅니다.

프랑스 병원에서의 아로마테라피 활발한 사용은 그것이 기존 의료 체계에 통합되었다는 또 다른 증거입니다. **의료 전문가들은 임상 경험과 과학적 데이터를 모두 활용하여 에센셜 오일의 효과와 안전성을 보장**하고 있습니다. 이러한 아로마테라피의 실질적인 적용은 그것이 환자의 치료 결과와 웰빙을 향상시킬 수 있는 의료 분야의 귀중한 도구로 받아들여지고 있음을 보여줍니다.

프랑스 아로마테라피 협회 AFA는 프랑스에서 아로마테라피 실천의 높은 기준을 유지하는 데 중요한 역할을 합니다. AFA는 아로마테라피스트에게 교육과 지원을 제공함으로써 실무자들이 표준화된 지침을 준수하고 근거 기반의 기술을 사용하도록 보장합니다. 이러한 규제 프레임워크는 아로마테라피 분야에 신뢰성을 더해주며, 과학적 엄격성과 입증된 효능을 중시하는 기존 의료계 종사자들 사이에서 아로마테라피에 대한 수용성을 높여줍니다.

다양한 의료 전문가 간의 협력은 프랑스식 아로마테라피를 기존 의학에 통합하는 접근 방식의 특징입니다. 의사, 간호사, 약사, 아로마테라피스트는 긴밀히 협력하여 다학제적인 환자 케어 접근법을 조성합니다. 이러한 협력 정신은 기존 의료 전문가들 사이에서 아로마테라피에 대한 더 깊은 이해를 가능하게 하며, 그들은 에센셜 오일이 환자의 치료 결과에 미치는 긍정적인 영향을 직접 목격합니다. 이러한 공유된 경험을 통해 아로마테라피는 더 큰 수용성을 얻고 프랑스 의료 체계에 더욱 자연스럽게 통합됩니다.

아로마테라피가 대체 또는 보완 의학의 영역으로 치부되는 다른 많은 국가들과는 달리, 프랑스는 아로마테라피를 주류로 끌어들이는 데 주목할 만한 진전을 이루었습니다. 교육, 연구, 규제에 우선순위를 두어, 프랑스는 아로마테라피가 기존 의료계에서 받아들여질 뿐만 아니라 적극적으로 수용되는 환경을 만들어냈습니다. 이러한 통합은 환자들이 보다 포괄적이고 전체적인 치유 접근법을 제공받는 방식을 변화시켰습니다.

전 세계적으로 통합 의학의 가치를 점점 더 인식하고 있는 가운데, 프랑스의 아로마테라피 통합 모델은 본보기가 되고 있습니다. 그것은 교육, 연구, 규제의 적절한 기반이 주어질 때, 아로마테라피가 건강과 웰빙을 증진하기 위한 강력한 도구로서 기존 의학과 나란히 설 수 있음을 보여줍니다. 프랑스식 접근법은 우리에게 대체의학과 기존 의학 사이의 전통적인 경계를 재고하도록 요구하며, 보다 포괄적이고 협력적인 의료 비전을 수용할 것을 요청하고 있습니다. 이러한 비전을 수용함으로써, 우리는 아로마테라피의 부드럽고 치유적인 손길이 더 이상 기존 의학에 대한 단순한 보완이 아니라, 포괄적이고 환자 중심적인 치유 접근법의 필수 요소로 여겨지는 미래로 가는 문을 엽니다. 프랑스의 경험에서 계속 배워나가면서, 우리는 에센셜 오일의 힘이 삶을 변화시키고 모두를 위한 최적의 건강을 증진하는 데 충분히 활용되는 세상을 기대할 수 있습니다.

프랑스 메디컬 아로마테라피의 특징인 전인적이고 개인화된 환자 케어 접근 방식은 다른 많은 국가에서 널리 퍼져 있는 증상 중심 접근법과는 차별화됩니다. 이 접근법은 진정한 치유를 위해서는 개인의 웰빙에 있어 신체적, 정서적, 영적 측면 간의 상호 연관성에 대한 깊은 이해가 필요하다는 믿음에 뿌리를 두고 있습니다.

프랑스 아로마테라피의 핵심에는 개별 증상을 다루는 것이 아니라 환자 전체를 치료한다는 개념이 자리 잡고 있습니다. 실무자들은 건강 문제가 생활 방식, 환경, 정서적 상태와 같은 복잡한 요인들의 상호작용에 의해 영향을 받는 다면적인 문제라는 점을 인식하고 있습니다. **환자의 전반적인 건강과 웰빙을 포괄적으로 바라봄으로써 프랑스 아로마테라피스트들은 효과적이고 지속 가능한 치료 계획을 수립**할 수 있게 됩니다. 이러한 전체론적 관점은 프랑스 아로마테라피스트들이 환자 상담을 진행하는 방식에서 아름답게 구현됩니다. 그들은 빠른 해결책을 처방하는 데 급급하기보다는 개인의 고유한 상황을 철저히 평가하는 데 시간을 할애합니다. 이는 환자의 병력, 생활 습관, 정서적 상태를 파고들어 증상 뒤에 있는 사람에 대한 생생한 그림을 그리는 과정을 포함합니다. 이러한 깊은 이해를 바탕으로 아로마테라피스트들은 선택된 에센셜 오일과 적용 방법이 안전하고 효과적이 되도록 각 환자의 특정 요구와 선호도에 맞춘 치료 계획을 세울 수 있습니다.

프랑스 아로마테라피의 개인 맞춤형 특성은 똑같은 개인은 없으며, 따라서 똑같은 치료 계획도 있을 수 없다는 믿음의 증거입니다. 실무자들은 비슷한 증상을 보인다 하더라도 한 사람에게 효과가 있는 것이 다른 사람에게는 적합하지 않을 수 있음을 이해하고 있습니다. 연령, 성별, 체질, 개인 선호도와 같은 요인들을 신중히 고려함으로써 프랑스 아로마테라피스트들은 각 환자에게 깊은 수준에서 공감할 수 있는 맞춤형 치료 계획을 고안해낼 수 있습니다. 이러한 개인화된 접근법은 특정 불편 사항을 빠르게 완화하는 데 초점을 맞추는 경우가 많은 다른 국가의 증상 중심 방법과는 큰 대조를 이룹니다. 이러한 접근법은 일시적인 완화는 제공할 수 있지만, 장기적인 치유와 웰빙을 촉진하는 데는 종종 실패합니다. 반면에 프랑스의 전체론적 모델은 환자들이 자신의 치유 여정에 적극적인 역할을 할 수 있도록 권한을 부여하며, 최적의 건강을 유지하는 데 필요한 지식과 도구를 갖추도록 합니다.

자연 치료법의 통합은 자연의 지혜에 대한 깊은 존중을 반영하는 프랑스 아로마테라피 접근법의 또 다른 특징입니다. 프랑스 아로마테라피스트들은 고품질의 유기농 에센셜 오일 사용을 우선시하며, 이러한 천연 물질의 순도와 효능이 치료 효과를 달성하는 데 필수적이라는 점을 인식하고 있습니다. **식물의 타고난 치유 특성을 활용함**으로써 그들은 수세기 동안 숭배되어 온 활력과 균형의 강력한 원천을 이용하고 있는 것입니다. 이러한 자연 치료법 강조는 단순한 철학적 선호가 아니라 프랑스의 문화적, 역사적 유산을 반영하는 것입니다. 에센셜 오일과 약초 제제의 사용은 오랫동안 프랑스 전통 의학의 필수 요소였으며, 지식은 한 세대의 실무자에서 다음 세대로 전해져 내려왔습니다. 이러한 풍부한 유산은 오늘날 프랑스의 아로마테라피 실천을 계속해서 알려주고 고무하고 있으며, 세계 다른 지역에서는 찾아보기 힘든 진정성과 깊이를 불어넣고 있습니다.

환자 케어에 대한 전체론적이고 개인화된 접근 방식을 수용함으로써 프랑스 메디컬 아로마테라피는 현대 의료의 분절되고 비인격적인 특성에 대한 신선한 대안을 제시합니다. 각 환자를 고유한 이야기, 강점, 도전과제를 지닌 독특한 개인으로 대함으로써 프랑스 아로마테라피스트들은 진정한 치유가 일어날 수 있는 공간을 만들어냅니다. 그들은 우리에게 진정한 웰니스란 단순히 질병의 부재가 아니라 우리 존재의 전체를 아우르는 조화와 활력의 상태라는 점을 상기시켜 줍니다.

이렇듯 **프랑스 메디컬 아로마테라피는 전인적 치유, 개인 맞춤형 치료, 에센셜 오일의 품질과 안전성이라는 3가지 핵심 요소를 바탕으로 탁월한 효과를 인정**받고 있습니다. 질병을 치료하는 것이 아닌, 인간 본연의 활력과 회복력을 일깨우는 것에 주목하는 이 독특한 접근법은 자연 치유에 대한 관심이 높아지는 현대 사회에 시사하는 바가 크다고 할 수 있겠습니다. 특히 현대인들은 복잡한 일상 속에서 다양한 스트레스와 어려움에 직면하곤 합니다. 이때 프랑스 메디컬 아로마테라피는 우리가 단순한 육체가 아닌 다차원적 존재임을 일깨워주며, 자연 치유력을 되살리는 데 도움을 줍니다. 전인적이고 개인 맞춤형이며 품질 중심적인 프랑스 메디컬 아로마테라피의 접근 방식을 받아들임으로써, 우리는 자연과 인간 정신의 조화를 통해 지속 가능한 건강과 활력을 얻을 수 있는 길을 열어갈 수 있을 것입니다.

결국 프랑스 메디컬 아로마테라피의 진정한 비밀은 개인을 건강의 주체로 존중하고 그들만의 고유한 치유 여정을 지지한다는 데 있습니다. 복잡한 건강 문제에 직면하더라도 항상 희망과 성장, 변화의 가능성이 있음을 보여주는 이 전인적 치유 방식은, 우리

안에 내재된 건강과 치유의 지혜를 일깨우는 초대장과도 같습니다. 프랑스 메디컬 아로마테라피의 지혜를 받아들이는 것은 곧 우리 자신 안에 존재하는 타고난 치유력을 신뢰하는 일이 될 것입니다. 어떤 외부의 치료법보다도 강력한 건강의 비밀은 바로 우리 내면에 자리잡고 있기 때문입니다. **자연과 인간 정신이 하나 되어 빚어내는 경이로운 치유의 향연**, 프랑스 메디컬 아로마테라피가 전하는 이 메시지를 깊이 새겨 우리 모두의 삶을 더욱 풍요롭게 가꾸어 나가시기 바랍니다.

프랑스 아로마테라피
교육 체계와 전문 기관

프랑스의 아로마테라피 교육 체계와 전문 기관들이 전문성을 보장하기 위해 기울이는 노력은 매우 인상적입니다. 프랑스는 표준화된 아로마테라피 교육과정을 통해 학생들이 에센셜 오일의 과학적 근거와 치료 특성에 대해 깊이 있는 이해를 갖출 수 있도록 합니다. 식물학, 식물화학, 방향성 화학, 안전성, 임상 적용 등 다양한 주제를 다루는 종합적인 접근 방식과 실습 중심의 교육은 학생들이 실제 상황에서 자신의 지식을 효과적으로 적용할 수 있도록 준비시킵니다.

리옹 약용식물 및 자연지식학교 ELPM **와 프랑스 과학 아로마**

테라피 학교 EFAS 와 같은 유명한 아로마테라피 교육기관과 연구소들은 아로마테라피 교육과 연구의 발전에 크게 기여하고 있으며, 전문가들 간의 혁신과 협력을 장려하는 문화를 조성하고 있습니다. 이들의 노력은 아로마테라피가 건강과 웰빙 증진에 잠재적 이점이 있는 존경받는 근거 중심 실무로 자리 잡는 데 도움이 되었습니다.

프랑스의 아로마테라피 기관들은 정규 교육 프로그램 외에도 다양한 워크숍, 세미나, 컨퍼런스를 제공하여 지속적인 교육과 전문성 개발의 기회를 마련합니다. Phyt'Arom Grasse 컨퍼런스와 Botanica 컨퍼런스 시리즈와 같은 행사는 전 세계 전문가들이 한자리에 모여 지식을 공유하고, 모범 사례를 논의하며, 서로의 경험으로부터 배울 수 있는 장을 제공합니다. 이러한 기회는 실무자들이 최신 연구 결과와 임상 실무에 대해 최신 정보를 얻을 수 있도록 하여 전문성과 전문가 정신을 높은 수준으로 유지하는 데 매우 중요합니다.

프랑스 아로마테라피 협회 AAF 는 세계 최고 수준의 국제 아로마테라피 자격증 과정을 제공하고 학습, 고용, 창업 등의 분야에서 후속 지도를 제공함으로써 이러한 측면에서 중요한 역할을 담당하고 있습니다. 아로마테라피 교육 및 자격 제도를 확립하고, 컨퍼런스를 개최하며, 다른 국제 아로마테라피 단체와 협력하는 협회의 사명은 진정으로 존경할 만합니다.

한국의 아로마테라피스트로서 우리는 프랑스의 아로마테라피 교육과 전문성에 대한 접근 방식에서 영감을 얻을 수 있다고 생각합니다. 그들의 표준화된 교육과정의 요소를 도입하고, 기관 간 협력을 촉진하며, 지속적인 전문성 개발의 기회를 제공함으로써 우리나라의 아로마테라피 실무를 한 단계 높일 수 있습니다. 또한 국제 아로마테라피 커뮤니티와 강력한 유대 관계를 구축함으로써 이 분야의 최신 발전 동향을 파악하고 아로마테라피의 글로벌 발전에 기여할 수 있습니다. 여기에는 국제 컨퍼런스 참여, 공동 연구 프로젝트, 전 세계 동료들과의 고유한 관점과 경험 공유 등이 포함될 수 있습니다.

결국 **프랑스의 아로마테라피 교육 체계는 전문성과 전문가 정신을 함양하는 방법에 대한 빛나는 사례**가 됩니다. 그들의 접근 방식을 배우고 우리 고유의 문화적 맥락에 맞게 조정함으로써 한국의 아로마테라피스트들이 안전하고 효과적이며 근거에 기반한 관리를 제공할 수 있도록 잘 준비될 수 있습니다. 이를 통해 우리는 한국과 그 너머에서 아로마테라피가 소중한 보완 요법으로 널리 인정받고 수용되는 데 기여할 수 있습니다.

　프랑스의 사례는 한국 아로마테라피의 발전 방향을 제시하는 나침반과 같습니다. 우리는 프랑스의 교육 체계를 심도 있게 분석하고, 그들의 성공 요인을 우리의 상황에 맞게 적용함으로써 한국 아로마테라피의 미래를 밝게 비출 수 있습니다. 전문성과 근거 중심 실무를 토대로 아로마테라피가 한국 국민의 건강과 삶의 질 향상에 기여할 수 있도록, 우리 모두 지혜를 모아 노력해 나가야 할 것입니다. 프랑스의 선진 사례를 배우고 한국의 독창성을 더하여, 세계가 주목하는 한국 아로마테라피의 새로운 지평을 열어갈 수 있기를 기대합니다.

프랑스의 아로마테라피 교육 체계와 한국에서 이를 적용할 수 있는 방안

항목	프랑스	한국 – 적용 방안
표준 교육과정	에센셜 오일 화학, 해부학, 생리학, 적용 방법 및 사례 연구를 포함한 포괄적인 과정 제공. 프랑스 방식은 내복용 오일 사용도 포함(의료 환경에서 사용).	국제 표준(예: NAHA, IFA)에 맞춘 교육과정을 도입. 안전성, 오일 화학, 적용 방법 등 핵심 내용을 포함한 커리큘럼을 개발.
전문 기관	AAF(프랑스 아로마테라피 협회)와 같은 기관에서 국제적으로 인증된 자격증을 제공. 기초 및 고급 과정을 위한 온라인 강좌도 제공.	프랑스 기관과 협력하여 한국에서 자격증 과정을 개설. 국내에서 전문 자격 및 계속 교육을 위한 아로마테라피 학교 설립.
컨퍼런스 및 이벤트	Phyt'Arom과 같은 국제 컨퍼런스 및 로컬 세미나를 통해 전문가들이 최신 정보와 안전 기준을 학습.	프랑스 전문가와 협력하여 국내외 컨퍼런스를 정기적으로 개최하고, 지식 교류 플랫폼을 구축.
교육 접근성	오프라인 및 온라인 강좌 제공, 전 세계 학생들에게 유연한 학습 기회 제공.	다양한 학습자를 위한 하이브리드 학습 시스템(온라인 및 오프라인 병행) 도입, 특히 의료 전문가 대상.
국제 협력	프랑스 학교들은 전 세계 아로마테라피 기관들과의 파트너십을 유지하여 최신 연구와 높은 표준을 보장.	프랑스 아로마테라피 기관들과의 공동 프로그램을 통해 국제 협력을 촉진하고, 교차 문화적 학습과 지식 공유를 장려.
기대 효과	전문가 역량 향상, 근거 기반 실무 도입, 아로마테라피에 대한 대중 인식 개선.	전문가 역량 강화, 의료 환경에서의 근거 기반 실무 개발, 아로마테라피에 대한 대중의 신뢰 및 인식 개선.

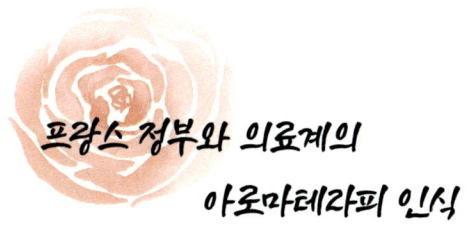

프랑스 정부와 의료계의 아로마테라피 인식

프랑스 정부와 의료계가 아로마테라피를 질병의 예방과 치료에 적극적으로 활용하고 있다는 사실은 주목할 만합니다. 이는 아로마테라피가 프랑스 사회에서 제도적 지원과 의료 현장에서의 활용을 통해 그 지위를 확고히 하고 있음을 보여주는 증거라고 할 수 있습니다.

아로마테라피의 역사를 살펴보면, 20세기 초 프랑스 화학자 르네 모리스 **가트포세**가 에센셜 오일로 자신의 화상을 성공적으로 치료한 후 **"아로마테라피"라는 용어**를 만들어 낸 것이 그 시작이었습니다. 이 사건은 아로마테라피가 독립된 연구 분야로 탄생하는 계기가 되었으며, 이후 프랑스는 아로마테라피의 발전과 규제에 있어 선두적인 역할을 해왔습니다.

프랑스 정부는 에센셜 오일의 사용을 규제하는 구체적인 법률과 규정을 마련하여 아로마테라피 제품의 안전성과 유효성을 보장하기 위해 노력해왔습니다. 2007년에는 에센셜 오일 목록이 약사 독점 판매 대상이 되었는데, 이는 공중보건법 D. 4211-13조를 수정한 "2007년 8월 3일 법령 2007-1221"에 명시되어 있습니다. 이 결정은 정부가 에센셜 오일의 유통을 규제하는 데 전념하고 있음을 보여줍니다. 또한 식품 보충제와 화장품에 사용되는 에센셜 오일의 경우에도 프랑스에서는 엄격한 규제를 받고 있습니다. DGCCRF경쟁정책·소비자문제·사기관리 총국는 특정 인구 집단에 대한 경고와 허가된 에센셜 오일 목록을 포함하여 이러한 활성 성분의 사용에 대한 건강 권고사항을 마련했습니다. 화장품에 사용되는 에센셜 오일은 유럽연합의 "규정 1223/2009"에 따라 규제되며, 이는 제품의 안전성과 적절한 라벨링을 보장합니다.

아로마테라피를 비롯한 대체 치유법에 대한 프랑스의 규제 환경은 복잡하며, 종종 과학적 패러다임과 일상적인 관행 사이의 긴장 관계로 특징지어집니다. 프랑스 정부는 적법한 치료의 경계를 정의하는 데 과학적 증거에 크게 의존하지만, 일상적인 관행은 종종 이 모델에 도전합니다. 이러한 어려움에도 불구하고 프랑스 의료 시스템에서 아로마테라피의 수용과 통합이 증가하고 있다는 사실은 아로마테라피의 잠재적 이점과 의료 전문가들이 이를 실제에 활용하고자 하는 헌신을 입증합니다.

프랑스 의사와 약사들은 의학적 치료에 있어 에센셜 오일의 이해와 사용에 상당한 기여를 해왔습니다. 예를 들어, 폴 벨라이슈 박사는 감염성 및 퇴행성 질환 치료에 에센셜 오일을 임상적으로 사용한 획기적인 연구를 발표했습니다. 이 연구와 다른 프랑스 의료 전문가들의 연구는 전국의 병원과 클리닉에 아로마테라피를 통합하는 길을 열어주었습니다.

병원 치료에 아로마테라피를 더욱 효과적으로 통합하기 위해 전문가 패널이 포괄적인 지침을 마련하기 위해 노력해왔습니다. "병원 환경에서 아로마테라피의 교육, 실습 및 과학적 평가를 안내하는 전문가 합의 The Consensus of Experts Guiding Education, Practice and Scientific Assessment of Aromatherapy in the Hospital Environment"라는 제목의 이 200페이지 분량의 백서는 병원에서 아로마테라피 사용을 표준화하여 환자들이 안전하고 효과적인 치료를 받을 수 있도록 하는 것을 목표로 합니다.

프랑스 병원들은 이미 통증, 가려움증, 구역질, 불면증, 불안 등의 증상을 관리하기 위해 아로마테라피를 사용하기 시작했는데, 특히 완화 치료와 종양학 분야에서 두드러집니다. 아로마테라피의 이점은 환자 치료를 넘어서며, 간병인들의 소진을 줄이는 데에도 도움이 되는 것으로 밝혀졌습니다. 이러한 전인적 접근법은 신체적 증상뿐만 아니라 환자와 의료 제공자 모두의 정서적, 심리적 안녕을 치료하는 것의 중요성을 인식하고 있습니다.

프랑스에서 아로마테라피에 대한 수용도가 높아지고 있다는 사실은 프랑스 아로마테라피 시장의 큰 성장세를 통해서도 입증됩니다. 주로 약국, 준약국, 전문점을 통해 유통되는 에센셜 오일의 매출이 꾸준히 증가하고 있습니다. 온라인 판매의 확대와 이 분야의 주요 업체들의 존재감도 이러한 성장에 기여했으며, 프랑스 국민들 사이에서 아로마테라피 제품에 대한 수요가 증가하고 있음을 보여줍니다.

프랑스 의료 전문가들은 일반적으로 아로마테라피에 대해 긍정적인 견해를 가지고 있으며, 병원 환경에서의 잠재적 이점을 인식하고 있습니다. 그들은 견고한 연구와 근거 기반 실무를 통해 아로마테라피를 현대 의학에 통합하는 것의 중요성을 강조합니다. 이러한 접근 방식은 의료 시스템 내에서 아로마테라피의 실용성과 재정적 실현 가능성을 보장하면서 환자의 선호도와 요구를 인정합니다.

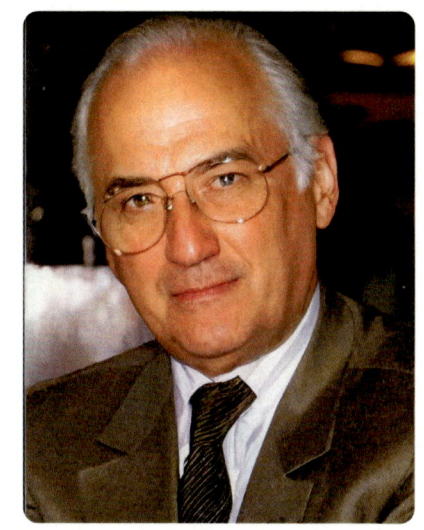

Paul Belaiche

프랑스 의사 폴 벨라이슈 박사의 연구에 따르면, 감염성 질환 치료에 있어 에센셜 오일의 경우 투여는 질병의 위치, 독성, 투여 프로토콜에 따라 그 효과가 입증되었습니다. 예를 들어, 호흡기 감염 치료에는 유칼립투스, 티트리, 라벤더 에센셜 오일을, 비뇨기 감염에는 샌달우드와 티트리 오일을 사용하는 것이 효과적이었습니다. 이는 에센셜 오일의 항균 작용과 면역 체계 강화 효과에 기인한 것으로 보입니다. 하지만 프랑스 의료 시스템에 아로마테라피를 통합하는 것에는 어려움도 있습니다. 감염성 질환 치료에 에센셜 오일의 경우 투여 효과에 대해 프랑스 의료 전문가들 사이에서는 지속적인 논쟁이 있습니다. 일부 전문가들은 혈중 농도가 낮기 때문에 회의적인 입장을 표명하는 반면, 다른 이들은 임상 증거가 경구 투여를 뒷받침한다고 주장합니다. 이 논쟁은 의료 현장에서 아로마테라피 사용을 개선하기 위해 지속적인 연구와 의료 전문가들 간의 개방적인 대화가 필요함을 보여줍니다. 이러한 어려움에도 불구하고 프랑스 정부와 의료계가 아로마테라피를 의료 시스템에 통합하기 위해 노력하는 것은 높이 평가할 만합니다. 전통적인 관행과 과학적 연구를 블랜딩함으로써 그들은 환자의 안녕과 전인적 치료를 우선시하는 진정으로 통합된 의학적 접근 방식을 만들어 가고 있습니다.

한국인 아로마테라피스트로서 저는 아로마테라피 통합의 프랑스 모델에 영감을 받았으며, 이것이 다른 국가들이 따를 수 있는 귀중한 사례라고 생각합니다. 아로마테라피의 잠재적 이점을 인식하고 연구와 규제에 투자함으로써 우리는 이 전인적 치유법이 널리 받아들여지고 그 혜택을 누릴 수 있는 모든 이들에게 접근 가능한 미래를 향해 나아갈 수 있습니다.

프랑스의 아로마테라피 경험은 정부의 지원, 의학 연구, 전문가의 헌신이 적절히 조화를 이룰 때 보완 요법을 주류 의료 시스템에 성공적으로 통합할 수 있음을 보여줍니다. 우리가 현대 의학의 복잡한 지형을 계속 탐색해 나감에 따라 아로마테라피와 같은 대체 치유법의 잠재력에 마음을 열고, 환자와 의료 제공자 모두의 안녕을 진정으로 우선시하는 의료 시스템을 만들기 위해 함께 노력하는 것이 중요합니다. 프랑스가 걸어온 아로마테라피와의 여정은 우리에게 영감을 주며, 한국에서도 이러한 전인적 치유법이 의료 현장에서 그 가치를 인정받을 수 있도록 노력해야 할 것입니다. 에센셜 오일의 안전하고 효과적인 사용을 위한 규제와 교육, 그리고 임상 연구를 통한 과학적 근거 마련이 우선되어야 할 것입니다. 이를 통해 우리는 아로마테라피를 현대 의학과 조화롭게 융합하여 환자들에게 최선의 치료를 제공할 수 있을 것입니다.

프랑스의 사례는 한국 의료계에 시사하는 바가 크며, 우리도 열린 마음으로 아로마테라피의 가능성을 받아들이고 이를 발전시켜 나가야 할 것입니다. 전통 의학과 현대 의학, 그리고 보완대체의학이 조화를 이루는 통합 의학의 미래를 향해 나아가는 것, 그것이 우리가 추구해야 할 방향이 아닐까 생각해 봅니다.

프랑스 아로마테라피 산업 현황과 발전 방향

　　프랑스 아로마테라피 산업은 오랜 역사와 함께 전 세계 시장에서 독특한 위치를 차지하고 있습니다. 이는 향기로운 식물 재배에 대한 전문 지식, 강력한 약초 의학 전통, 그리고 탄탄한 규제 체계에 기인합니다. 프랑스는 유럽연합에서 에센셜 오일 생산량 2위 국가로, 2023년부터 2030년까지 연평균 성장률 8.4%를 기록하며 2030년에는 38억 달러의 매출을 달성할 것으로 예상됩니다. 이러한 산업의 성공은 프랑스의 이상적인 기후와 방향성 식물 재배에 대한 전문성에 뿌리를 두고 있으며, 고품질 에센셜 오일 생산을 위한 원료의 안정적인 공급을 보장합니다.

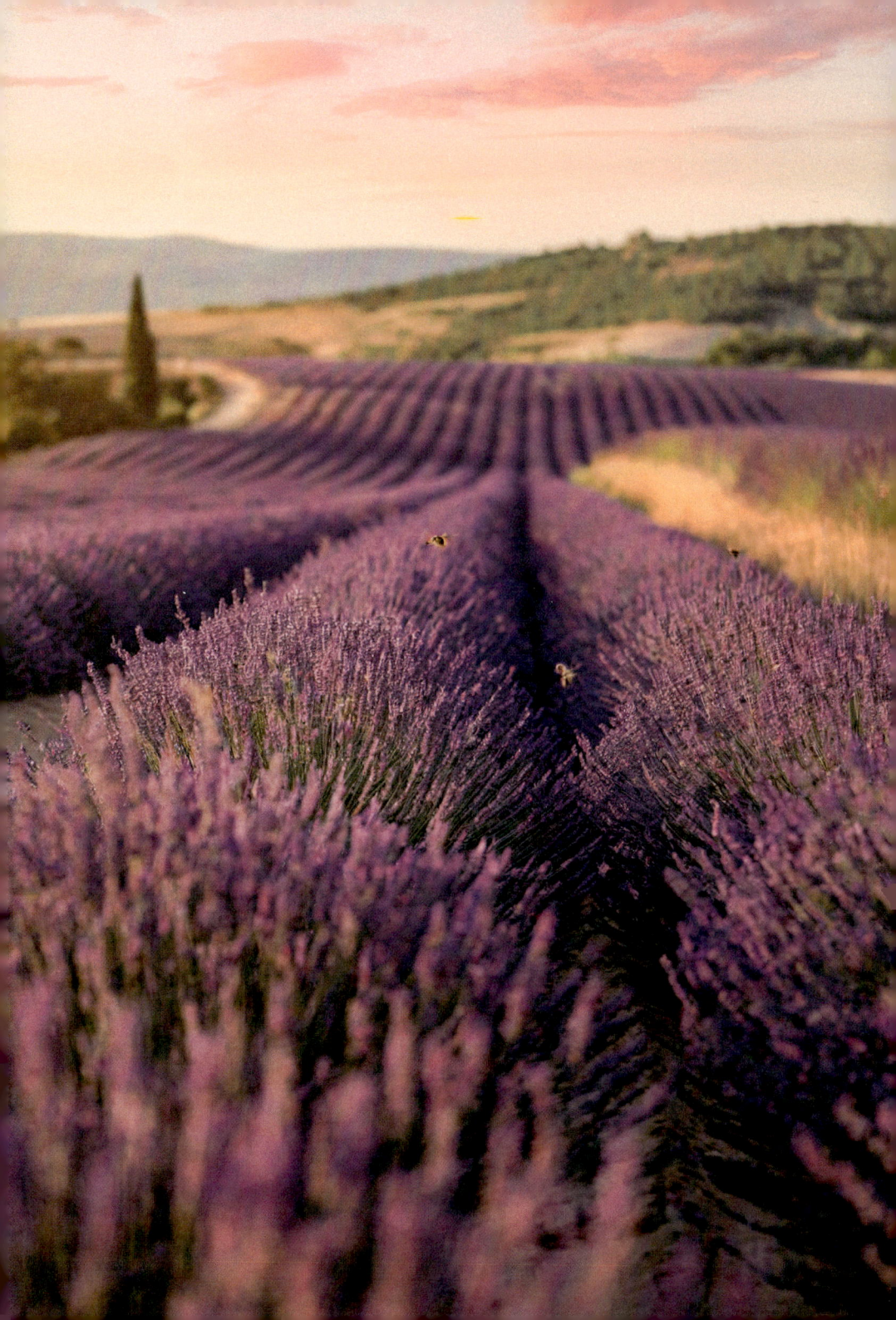

"세계의 라벤더 수도"로 알려진 프로방스는 라벤더, 로즈마리, 타임 재배로 유명한 주요 생산 지역입니다. 특히 칸과 그라스 고용 지역을 포함한 남동부 지역에는 4,000개 이상의 일자리가 있어 이 산업 인력의 상당 부분을 차지하고 있습니다. 프랑스는 라벤더, 페퍼민트, 시트로넬라, 클로브, 시나몬, 오렌지, 패츌리, 자몽, 넛맥, 유칼립투스, 베티버, 레몬그라스, 카낭가, 샌달우드, 카유풋 등 다양한 종류의 에센셜 오일을 생산합니다. 프랑스 에센셜 오일은 품질과 향기로 전 세계적으로 인정받고 있으며, 프로방스와 같은 특정 지역에서 생산되는 에센셜 오일에는 "Appellation d'Origine Contrôlée [AOC, 원산지 통제 명칭]"이 적용되어 그 독특하고 보호받는 지위를 강조하고 있습니다.

최근 몇 년 동안 프랑스 아로마테라피 시장은 천연 및 대체 요법에 대한 소비자의 관심 증가로 인해 상당한 성장을 경험했습니다. 2022년과 2023년 사이 에센셜 오일 판매량이 거의 20% 증가하는 등 시장이 크게 성장했습니다. 전 세계 아로마테라피 시장은 예측 기간 동안 연평균 10.9% 성장할 것으로 예상되며, 이는 프랑스 시장에 긍정적인 영향을 미칠 것으로 보입니다. 주요 제품 카테고리에는 라반딘을 비롯한 에센셜 오일과 정신적, 신체적 건강에 긍정적인 영향을 미치기 때문에 스파와 웰니스 센터에서 점점 더 인기를 얻고 있는 아로마테라피 디퓨저가 포함됩니다.

프랑스 아로마테라피 시장의 주요 업체로는 다단계 마케팅 전략과 회원제로 잘 알려진 퓨어센셜 Puressentiel 과 에어 아로마 Air Aroma, 비올랑데 Biolandes, 도테라 doTERRA, 에덴스 가든 Edens Garden, 팔콘 Falcon, 플로리아나 FLORIHANA, G. 볼드윈 앤 코 G. Baldwin & Co 등의 글로벌 기업이 있습니다. 프랑스의 아로마테라피 제품 유통 채널에는 약국, 준약국 parapharmacies, 전문점, 온라인 플랫폼, 허브숍, 웰니스 센터 등이 있습니다. 프랑스는 약국을 통한 에센셜 오일 유통에서 유럽을 선도하고 있으며, 특히 건강한 라이프 스타일과 자연 요법을 우선시하는 고소득 소비자 사이에서 온라인 판매가 탄력을 받고 있습니다. 프랑스 아로마테라피 산업은 소비자의 인식 제고와 천연 및 유기농 제품에 대한 수요 증가에 힘입어 상당한 성장세를 보이고 있습니다. 과학적 연구를 통해 수면 부족, 소화기 문제, 호흡기 질환 등 다양한 건강 문제 치료에 에센셜 오일의 치료 효과가 강조되었습니다. 그러나 연구에서는 또한 피부 노출과 에센셜 오일과 관련된 잠재적 위험에 대한 추가 조사의 필요성도 강조되었습니다. 이 산업은 에센셜 오일의 품질과 일관성을 보장하기 위해 보다 지속 가능하고 친환경적인 추출 기술을 개발하는 데 주력하고 있으며, 에센셜 오일을 통합한 아로마테라피 제품, 화장품, 개인 위생용품 등 새로운 제품을 혁신하고 도입하고 있습니다.

에센셜 오일의 품질과 지속 가능성을 보장하고 의료 분야에서 아로마테라피 사용을 촉진하기 위해서는 산업계, 학계, 정부 간의 협력이 매우 중요합니다. "HEBBD Huile Essentielle Botaniquement et Biochimiquement Défnie, 식물학적 및 생화학적으로 정의된 에센셜 오일" 라벨을 포함한 프랑스의 견고한 규제 체계는 에센셜 오일의 식물학적 및 생화학적 정의를 보장하여 소비자에게 제품 품질에 대한 신뢰를 제공합니다. 프랑스 아로마테라피 시장은 에센셜 오일의 치료 효과에 대한 인식 제고와 천연 및 유기농 제품에 대한 수요 증가에 힘입어 2024년부터 2030년까지 연평균 성장률 9.5%를 기록할 것으로 예상됩니다. 이 산업은 향기로운 식물

구분	2023년	2030년(예상)
시장규모	31억 달러	38억 달러
연평균 성장률 (CAGR)	8.4%	9.5%

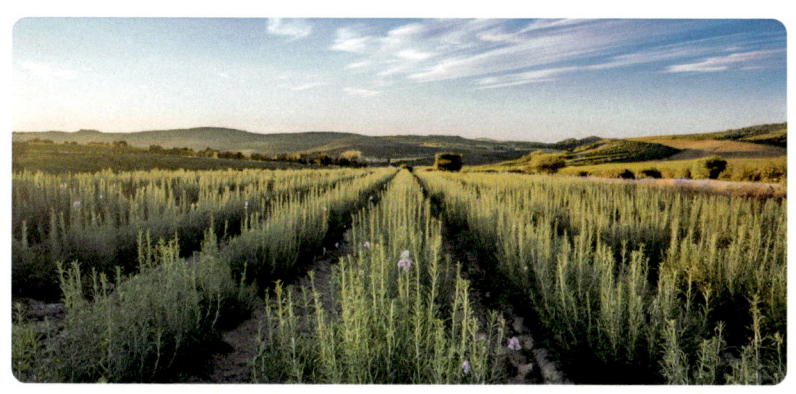

의 품질을 유지하고 에센셜 오일 생산을 위한 고품질 원료의 안정적인 공급을 보장하기 위해 지속 가능하고 친환경적인 관행으로 전환하고 있습니다.

결론적으로 프랑스 아로마테라피 산업은 강력한 전통, 향기로운 식물 재배에 대한 전문 지식, 품질과 지속 가능성에 대한 헌신을 바탕으로 상당한 확장을 위한 준비가 되어 있습니다. 천연 및 대체 요법에 대한 소비자 수요가 계속 증가함에 따라, 혁신적인 추출 기술, 이해 관계자 간의 협력, 그리고 탄탄한 규제 체계를 통해 이러한 수요를 충족시킬 수 있는 좋은 위치에 있습니다. 프랑스 아로마테라피의 미래는 밝으며, 전 세계 소비자의 건강과 웰빙에 기여하는 동시에 세계 시장에 상당한 영향을 미칠 수 있는 잠재력을 가지고 있습니다.

프랑스 메디컬 아로마테라피의 세계적 영향력

프랑스의 메디컬 아로마테라피가 전 세계적으로 미치는 영향력은 실로 놀랍습니다. 이는 아로마테라피라는 자연치유요법의 효과와 신뢰성을 입증하는 것이며, 건강과 웰빙에 대한 전인적 접근법의 우수성을 보여주는 사례라 할 수 있습니다.

프랑스 아로마테라피의 세계적 영향력을 가장 잘 보여주는 예 중 하나는 아로마테라피 시장의 급격한 성장입니다. 세계 아로마테라피 시장 규모는 2030년까지 무려 86억 달러에 이를 것으로 예상되며, 유럽에서는 프랑스가 선두주자 역할을 하고 있습니다. 이러한 성장세는 현대 의학에 대한 대안으로 자연 치유와 전인적 웰니스 솔루션에 대한 수요가 증가하면서 나타나고 있습니다. 특히 중국과 인도 등 아시아태평양 지역 국가에서는 **생활 습관과 관련된 건강 문제가 급증하면서, 불안, 우울증, 불면증, 정신 질환 등을 해소하기 위한 수단으로 아로마테라피에 대한 관심이 높아**지고 있습니다. 더불어 중국 정부의 '건강한 중국 2030' 프로그램은 건강 증진 활동을 장려하고 있어 이 지역 아로마테라피 시장 성장에 기여하고 있습니다.

    프랑스의 전문성과 브랜드가 세계 아로마테라피 시장 확대에 중추적인 역할을 하고 있습니다. 프랑스는 라벤더와 오렌지 등 고품질 에센셜 오일의 재배와 증류로 유명하며, 이는 전 세계적으로 높은 수요를 얻고 있습니다. Puressentiel과 같은 프랑스 브랜드는 국제적으로 입지를 넓히면서 아로마테라피 시장 성장에 기여

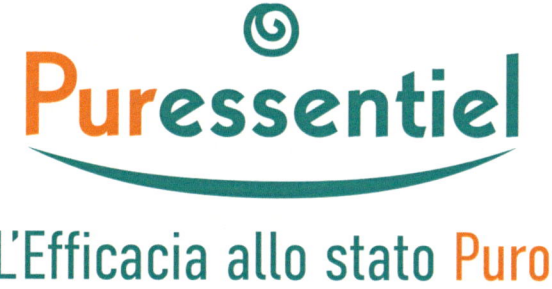

Puressentiel

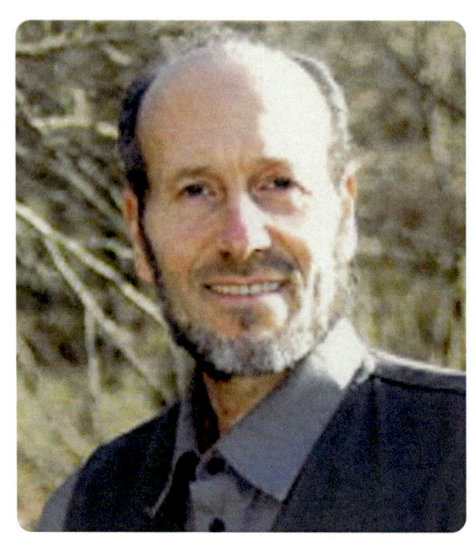
다니엘 페노엘

하고, 프랑스식 기술과 제품을 홍보하고 있습니다. 또한 아로마테라피의 효능과 안전한 사용법에 대한 인식을 높이기 위해 전 세계적으로 교육 프로그램과 워크숍이 진행되고 있으며, 이는 소비자의 신뢰와 충성도를 높이는 데 도움이 되고 있습니다.

프랑스 아로마테라피 전문가들과 국제 기구, 연구 기관, 아로마테라피 협회 간의 협력은 메디컬 아로마테라피 분야 발전에 중요한 역할을 해왔습니다. 프랑스 의사이자 아로마테라피 전문가인 다니엘 페노엘 Daniel Pénoël 박사는 1977년부터 이 분야에서 활동해 왔으며, 에센셜 오일 연구자, 아로마 의학 실무자, 교육자, 작가로서 국제적 명성을 얻고 있습니다. 그는 에센셜 오일의 치료적 사용에 헌신해 왔으며, **환자들에게 약물 없는 건강 대안으로 에센셜 오일을 섭취할 것을 조언**하고 있습니다. 페노엘 박사는 로버트 티세랑 Robert Tisserand 과 커트 슈나우벨트 Kurt Schnaubelt 박사 등 이 분야의 저명한 전문가들과 협력하여 의학에서 에센셜 오일의 이해와 적용을 발전시켜 왔습니다.

이 외에도 제2차 세계대전 중 전쟁 부상자 치료에 에센셜 오일을 사용한 프랑스 육군 군의관 장 발렛 Jean Valnet 박사와 파리, 영국, 스위스에서 최초의 아로마테라피 클리닉을 개설한 프랑스 생화학자이자 간호사 마게리트 모리 Marguerite Maury 등 주목할 만한 프랑스 아로마테라피 선구자들이 있습니다. 이들 전문가는 메디컬 아로마테라피의 효능과 적용법을 전 세계에 알리는 데 크게 기여했습니다.

프랑스식 아로마테라피 접근법은 품질, 순도, 안전 기준 측면에서 세계 에센셜 오일 산업에도 상당한 영향을 미쳤습니다. 치료적 사용에 중점을 둠으로써 에센셜 오일 생산, 검사,

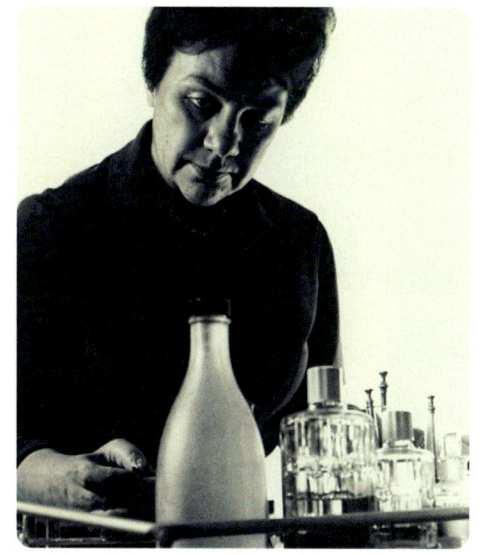

마게리트 모리

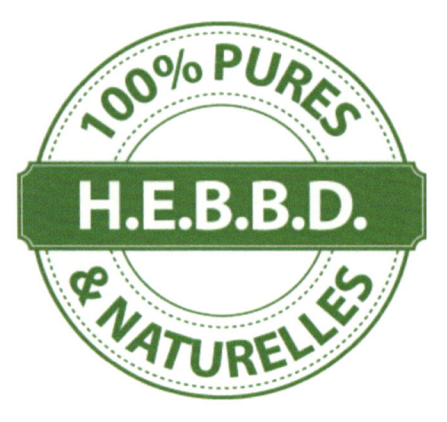

HEBBD 라벨

라벨링에 있어 더 높은 기준과 모범 사례가 채택되었습니다. 특히 프로방스 지역의 이상적인 기후 조건 덕분에 프랑스는 고품질 아로마 식물을 재배할 수 있으며, 이는 에센셜 오일 생산을 위한 원료의 안정적 공급을 보장합니다. 에센셜 오일의 식물학적, 생화학적 정의를 보장하는 'HEBBD'Huile Essentielle Botaniquement et Biochimiquement Définie 라벨과 같은 프랑스 규제 체계는 소비자에게 제품 품질에 대한 신뢰를 제공합니다.

　프랑스 의료 현장에서 아로마테라피와 에센셜 오일을 통합한 것 또한 에센셜 오일의 신뢰도와 사용을 높였고, 이는 전 세계 치료 현장에서 에센셜 오일 채택 증가로 이어졌습니다. 프랑스 에센셜 오일 생산자들은 환경 보호와 아로마 식물 품질 유지를 위해 지속 가능하고 친환경적인 관행을 우선시하며, 이는 세계 산업계의 선례가 되고 있습니다.

결론적으로 프랑스 메디컬 아로마테라피의 세계적 영향력은 부인할 수 없습니다. 프랑스식 아로마테라피 관행의 채택, 아로마테라피 시장의 성장, 프랑스 전문가들의 기여, 에센셜 오일 산업에 미치는 영향 등은 모두 프랑스 아로마테라피의 선도적 역할과 지위를 강조합니다. 전 세계적으로 건강과 웰빙에 대한 자연적이고 전인적인 접근법을 추구하는 사람들이 늘어나면서, 프랑스 아로마테라피의 영향력은 계속 커질 것이며, 이 분야의 혁신, 연구, 협력을 이끌어 나갈 것입니다. 이러한 프랑스의 사례는 한국에서도 메디컬 아로마테라피를 발전시키는 데 있어 중요한 참고가 될 것입니다.

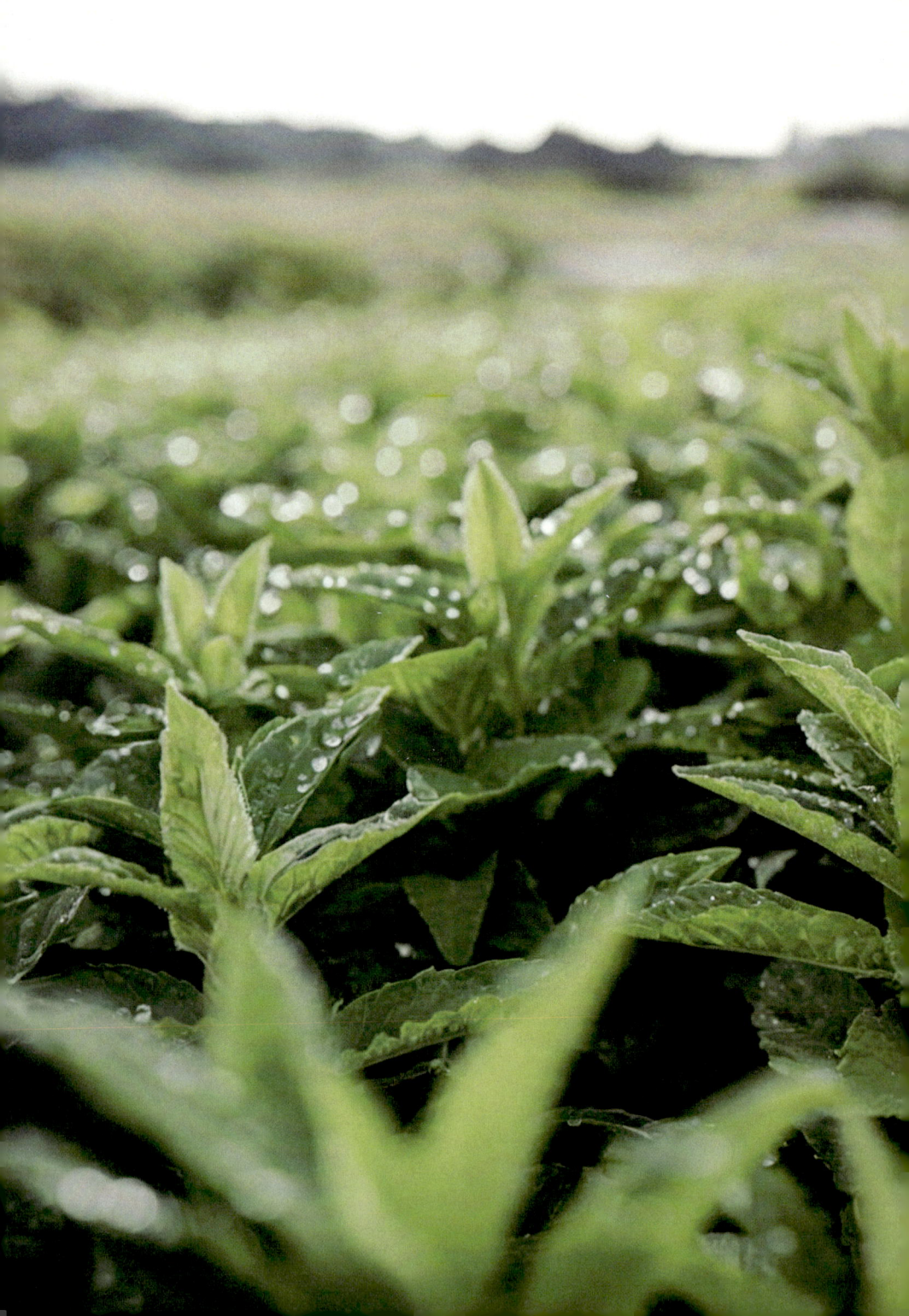

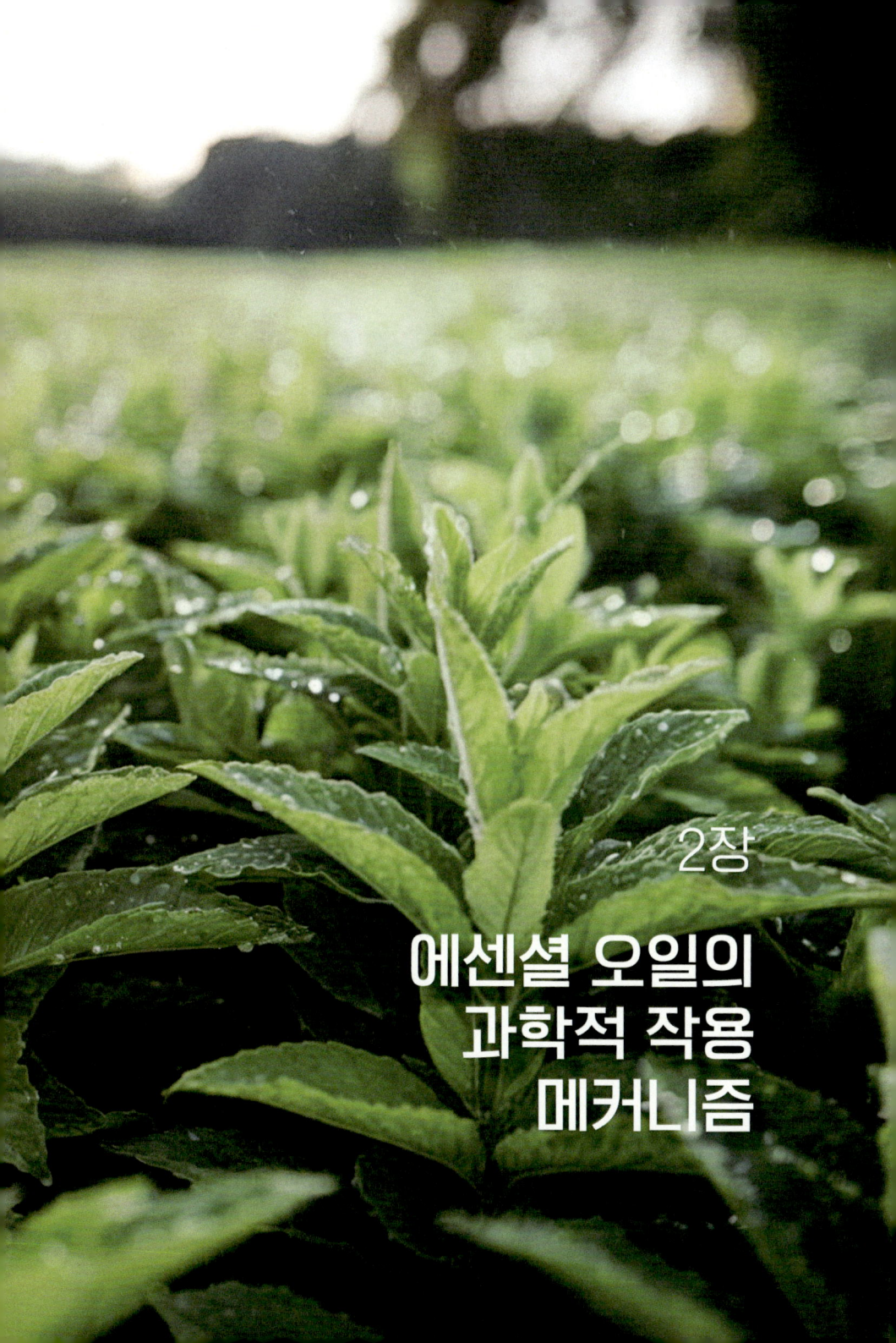

2장

에센셜 오일의
과학적 작용
메커니즘

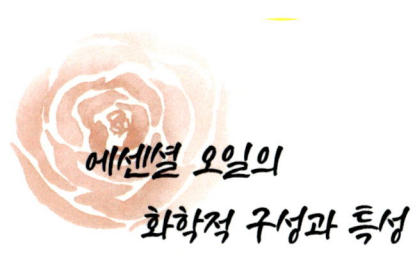
에센셜 오일의 화학적 구성과 특성

에센셜 오일의 치료 특성이라는 복잡한 태피스트리는 그 화학적 구성 요소들의 복잡한 상호작용에 의해 짜여집니다. 아로마테라피스트로서 이러한 화학 성분군의 심층을 파고드는 것은 자연의 약전을 풀어내는 것과 같습니다. 각각의 에센셜 오일은 테르펜, 에스테르, 알데하이드, 케톤, 알코올, 페놀, 산화물 등의 독특한 블랜딩물로, 이들이 조화롭게 작용하여 마음과 몸, 그리고 영혼을 위한 강력한 비약을 만들어냅니다.

에센셜 오일에서 가장 풍부한 성분인 테르펜은 자연의 향기로운 무기의 중추적인 역할을 합니다. 모노테르펜, 세스퀴테르펜,

디테르펜 등의 탄화수소는 간과 신장에서 독소를 제거하는 데 도움을 주는 숨은 영웅입니다. 이들의 다양한 특성은 항균, 항바이러스에서부터 진통, 항염증에 이르기까지 폭넓어 아로마테라피스트의 도구 상자에서 없어서는 안 될 존재입니다.

알코올과 산 사이의 에스테르화 반응으로 생성되는 에스테르는 향기로운 팔레트에 진정 효과를 더해줍니다. 항진균 및 진정 특성을 지닌 에스테르는 불안한 마음과 몸에 부드러운 포옹을 선사합니다. 한편, 알데하이드는 에센셜 오일 세계의 양날의 검과 같습니다. 국소 적용 시 자극적일 수 있지만, 중추신경계에 미치는 항감염 및 진정 효과로 인해 질병과의 싸움에서 소중한 동맹이 됩니다.

고립되었을 때 잠재적인 신경 독성 때문에 한때 논란이 되었던 케톤은 강력한 재생 물질로 부상했습니다. 세포 재생을 자극하고, 조직 형성을 촉진하며, 점액을 액화시켜 호흡기 문제 해결에 매우 효과적입니다. 살균 및 항바이러스 특성을 지닌 알코올은 향기로운 교향곡에 활기찬 품질을 더하는 반면, 많은 오일의 독특한 향을 담당하는 페놀은 강력한 살균 및 자극 효과를 제공하지만 피부에 부식성이 있을 수 있다는 주의사항이 따릅니다.

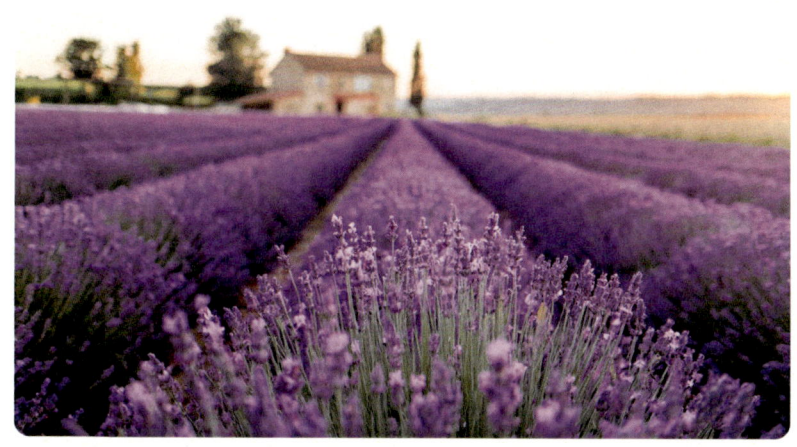

　에센셜 오일의 구성과 품질은 화학적 성분뿐만 아니라 그 본질을 형성하는 수많은 요인에 의해 결정됩니다. 식물 종, 지리적 위치, 기후, 수확 시기, 추출 방법 등이 모두 최종 향기 걸작품을 만드는 데 중요한 역할을 합니다.

　테루아 terroir 가 훌륭한 와인의 특성에 영향을 미치는 것처럼 식물이 자라는 지리적 위치와 기후도 에센셜 오일에 지워지지 않는 흔적을 남깁니다. 프로방스의 태양이 내리쬐는 라벤더 밭에서 얻은 오일은 불가리아의 서늘한 기후에서 재배된 것과 확연히 다를 것입니다. 수확 시기 역시 오일의 화학적 프로필을 상당히 변화시킬 수 있습니다. 새벽에 따낸 장미는 황혼에 딴 것과 다른 향기를 선사할 것입니다.

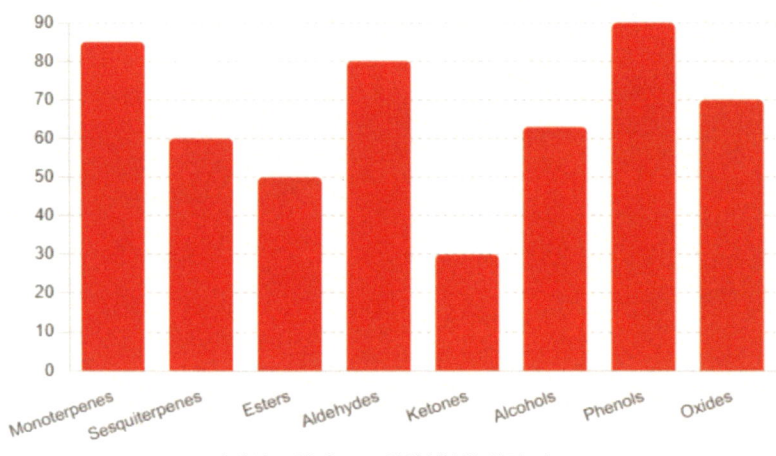

에센셜 오일의 주요 화학성분별 함량 비교

　추출의 기술 또한 에센셜 오일의 무결성을 보존하는 데 매우 중요합니다. **전통적인 수증기 증류법부터 초임계 이산화탄소 추출과 같은 현대적 혁신에 이르기까지 각 기술은 저마다 독특한 방식으로 식물의 정수를 이끌어**냅니다. 증류 시간과 조건은 오일의 수율과 구성에 영향을 미칠 수 있으므로 아로마테라피 분야에서 탁월한 성과를 추구하기 위해서는 추출 방법의 선택이 매우 중요한 결정 사항이 됩니다.

　에센셜 오일의 세계에서 케모타입 chemotype 은 모든 차이를 만들어내는 숨겨진 변수입니다. 동일한 식물 종 내에서의 이러한 변이는 각기 다른 주요 화학 성분을 함유한 오일을 생산하며, 각

각 고유한 치료 특성과 안전성 고려사항을 제공합니다. 예를 들어, 로즈마리는 캠퍼, 시네올, 또는 베르베논이 풍부한 오일을 생산할 수 있으며, 각각 독특한 개성을 지니고 있습니다. 라벤더 역시 진정 효과가 있는 트루 라벤더 true lavender 에서부터 활력을 주는 스파이크 라벤더 spike lavender 에 이르기까지 다양한 케모타입을 가지고 있습니다. 케모타입의 복잡한 세계를 헤쳐나가기 위해 아로마테라피스트는 식물학적 탐정이 되어야 합니다. 식물학적 분류를 해독하고, 화학 분석을 실시하며, 신뢰할 수 있는 공급업체와 긴밀히 협력함으로써 이러한 향기로운 변이의 수수께끼를 풀 수 있습니다. 그래야만 자연의 치유력을 찾는 사람들의 이익을 위해 에센셜 오일의 진정한 잠재력을 활용할 수 있습니다.

결국 에센셜 오일 연구는 발견의 여정이자 식물의 언어와 화학적 시를 이해하기 위한 탐구입니다. 우리가 테르펜, 에스테르, 케모타입의 비밀을 풀어나감에 따라 단순히 아로마테라피스트가 아닌 웰빙의 연금술사가 되어 인간 정신을 치유하고 위로하며 고양시키는 물약을 만들어냅니다. 에센셜 오일의 교향곡에서 각 음표는 중요한 역할을 하며, 이 향기로운 오케스트라의 지휘자가 되는 것은 우리의 특권입니다.

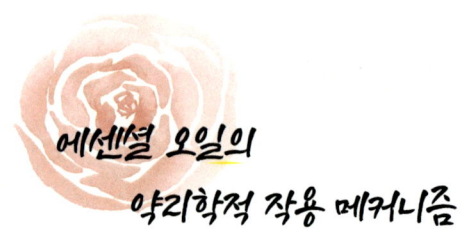

에센셜 오일의 약리학적 작용 메커니즘

    향기로운 에센셜 오일의 작은 병 속에는 우리 몸과 마음에 놀라운 변화를 일으키는 자연의 힘이 담겨 있습니다. 에센셜 오일은 단순한 향기 그 이상의 치유력을 지니고 있으며, 이는 분자 수준에서부터 작용하기 시작합니다. **에센셜 오일의 구성 성분들은 특정 수용체, 효소, 세포 내 신호 전달 경로와 상호 작용하며 다양한 생리학적 효과를 발휘합니다.** 에센셜 오일의 살충 활성을 예로 들면, 곤충의 발달과 대사에 중요한 역할을 하는 유충 호르몬 특이 단백질 JHBP, MET과 옥토파민 수용체 작용제 OctpRago를 표적으로 삼아 곤충의 신경전달을 교란시키는 것으로 나타났습니다. 또한 아세틸콜린에스테라제 ^AChE^ 효소 활성을 억제하여 신경 전달을 방해하고 살충 효과를 나타냅니다. 에센셜 오일 성분은 신경 세포 내 cAMP와 칼슘 수준을 증가시켜 신경전달을 조절하고, 옥토파민과 경쟁적으로 블랜딩하여 신경전달물질의 활성을 조절하기도 합니다. 에센셜 오일은 GABA 수용체와 같은 리간드 개폐 이온 채널과 상호 작용하여 신경전달과 근육 수축에 관여하며, 곤충의 대사에 관여하는 티라민 블랜딩 기전 등의 효소 활성을 조절함으로써 살충 효과에 기여합니다. 이처럼 에센셜 오일 성분은 복잡한 메커니즘을 통해 다양한 치료 효과, 특히 살충 활성을 발휘하는 것으로 밝혀졌습니다.

에센셜 오일은 우리 몸의 다양한 생리학적 시스템에도 크게 영향을 미칩니다. **신경계,** 심혈관계, 호흡기계, 소화기계 등 전신에 걸쳐 건강 증진과 증상 완화에 도움을 줍니다. 신경계에서는 에센셜 오일이 스트레스와 불안 장애 관리에 효과적인 항스트레스, 항불안 작용을 하며, 인지 기능, 정서 조절, 심박수와 혈압 등의 자율 기능에도 영향을 미칩니다. 일부 에센셜 오일은 신경 보호 특성이 있어 신경퇴행성 질환 예방과 건강한 뇌 기능 촉진에 도움이 되고, 신경돌기 성장을 유도하여 발달상의 이점이 기대됩니다. **심혈관계**에서는 라벤더, 베르가못 오일 등이 혈압 조절과 심혈관 스트레스 감소에 효과가 있는 것으로 밝혀졌으며, 로즈마리, 제라늄 오일은 염증을 줄이고 혈류를 개선하여 심혈관 건강 증진과 연관이 있습니다. **호흡기계** 건강을 위해서는 전통적으로 유칼립투스, 페퍼민트 오일이 울혈이나 기침 등의 증상 완화에 사용되어 왔고, 기관지 근육을 이완시키는 에센셜 오일도 있어 천식 같은 호흡기 질환 관리에 도움이 됩니다. **소화기계**에서는 페퍼민트, 진저 오일이 메스꺼움, 소화불량 등의 소화기 증상 완화에 효과적이며, 항염증 특성을 지닌 에센셜 오일은 위장 질환 관리에도 도움이 될 수 있습니다.

에센셜 오일은 유전자 발현을 조절하고 후성유전학적 변화를 유도하여 세포 기능과 건강 결과에 장기적인 영향을 미칩니다. 이는 에센셜 오일의 항균, 항진균 특성을 이해하는 데 중요한 단서가 됩니다. 후성유전학적 효과 측면에서는 살비아 오일 *Salvia sclarea*이 메티실린 내성 표피 포도상구균 MRSE의 내성 유전자 발현을 억제하여 옥사실린에 대한 감수성을 증가시키는 것으로 나타났습니다. 이처럼 에센셜 오일에 의한 유전자 발현 조절과 후성유전학적 변화는 미생물의 성장과 독력에 영향을 미쳐 에센셜 오

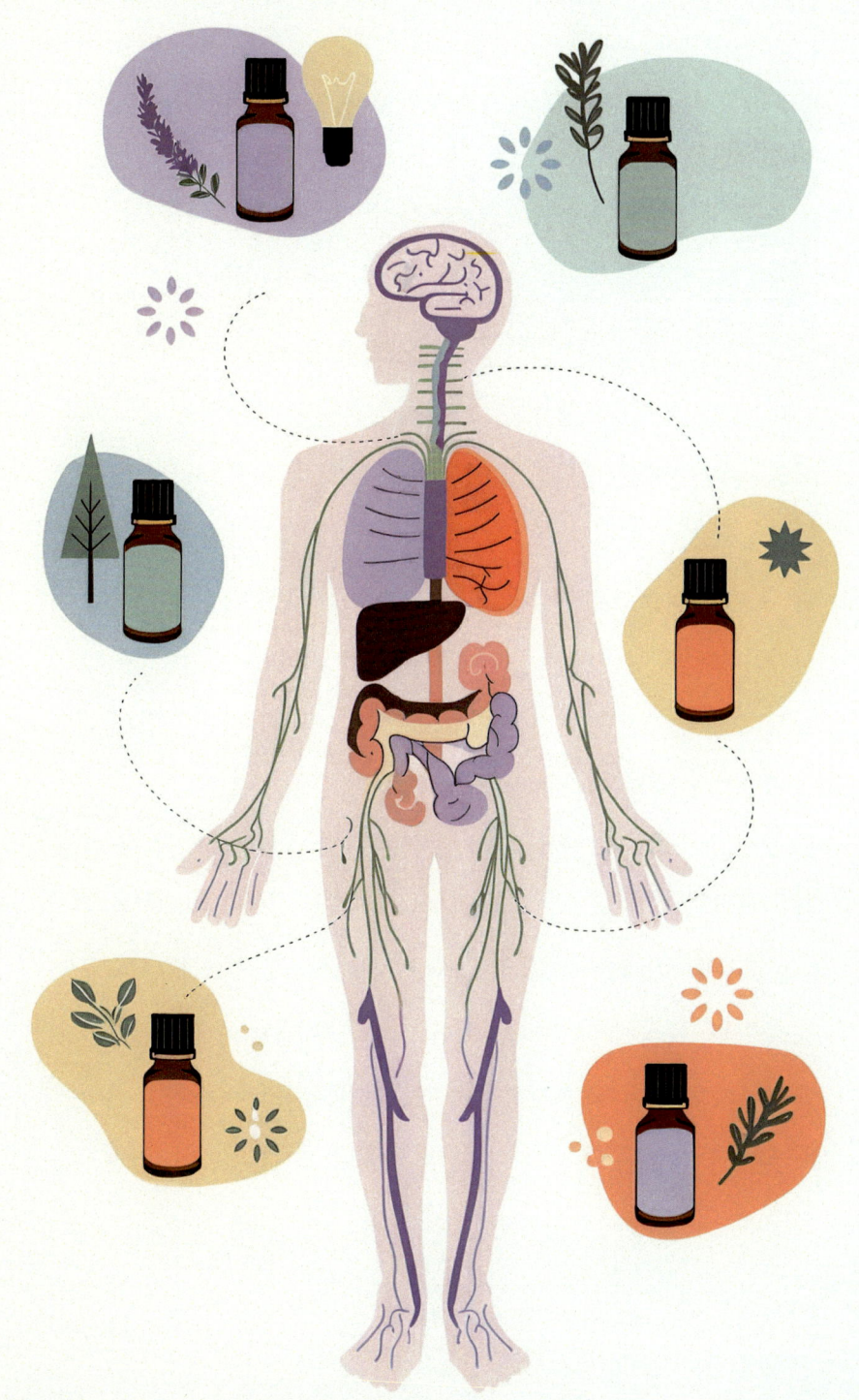

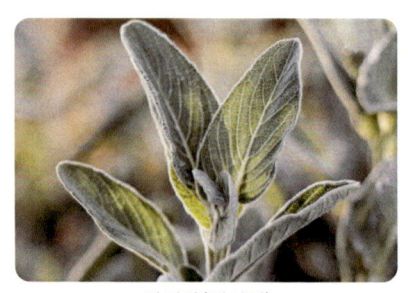
살비아(세이지)

일의 항균, 항진균 특성을 이해하는 데 중요한 역할을 합니다.

에센셜 오일은 분자 수준에서 특정 타겟과 상호 작용하여 신경전달, 효소 활성, 세포 내 신호 전달 등에 영향을 미치며, 이를 통해 신경계, 심혈관계, 호흡기계, 소화기계 등 다양한 생리학적 시스템에서 건강 증진과 증상 완화 효과를 나타냅니다. 또한 유전자 발현 조절과 후성유전학적 변화를 유도하여 미생물의 성장과 독력에 관여하는 등 장기적인 영향을 미칩니다. 이러한 에센셜 오일의 과학적 근거를 바탕으로 아로마테라피를 활용한다면 우리의 건강과 삶의 질을 한 차원 높일 수 있을 것입니다. 에센셜 오일의 약리학적 작용 기전에 대한 이해는 아로마테라피의 임상적 적용 범위를 넓히고, 보다 체계적이고 효과적인 치료 전략을 수립하는 데 기여할 것입니다. 앞으로도 에센셜 오일의 무한한 가능성을 탐구하는 연구가 지속되어, 자연이 선사한 치유의 선물인 에센셜 오일이 더 많은 사람들의 건강과 행복에 기여하기를 기대해 봅니다.

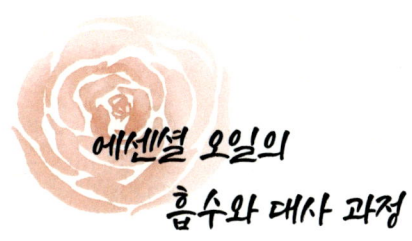

에센셜 오일의 흡수와 대사 과정

에센셜 오일은 우리 몸에 흡수되어 다양한 경로를 통해 치유의 효과를 발휘합니다. 이 장에서는 에센셜 오일의 흡수와 대사, 그리고 적절한 사용법에 대해 알아보겠습니다. **에센셜 오일이 피부와 호흡기를 통해 어떻게 흡수되고 대사되는지 이해**함으로써, 우리는 에센셜 오일을 안전하고 효과적으로 활용할 수 있을 것입니다.

작은 라벤더 에센셜 오일 한 방울이 피부에 부드럽게 마사지되는 모습을 상상해 보세요. 피부 표면에 머물던 작은 분자들은 표피층의 복잡한 층을 헤쳐 나가기 시작합니다. 에센셜 오일의 분자 크기와 친유성은 이 과정에서 중요한 역할을 하는데, 작고 지용성인 분자일수록 피부 장벽을 쉽게 통과할 수 있습니다. 얼굴, 목, 손목 등 피부가 얇고 투과성이 높 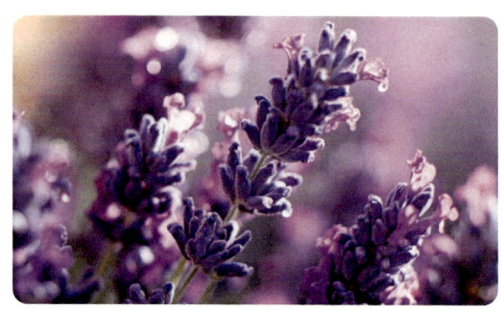 은 부위는 더 많은 흡수를 허용합니다. 에센셜 오일 분자가 피부를 통과하면서, 피부 세포 사이의 지질 구조를 교란시켜 자신의 통과를 촉진시킬 수 있습니다. 또한 피부 단백질과 상호 작용하여 흡수를 더욱 용이하게 만드는 변화를 일으킬 수 있습니다. **피부 흡수는 에센셜 오일과 피부 사이의 섬세한 교감이며, 표면적, 노출 시간, 심지어 온도까지도 이 과정에 영향**을 미칩니다. 그러나 에센셜 오일이 우리 몸으로 들어오는 여정은 피부에서 끝나지 않습니다. 흡입과 호흡기 흡수는 이러한 강력한 식물 추출물이 작용할 수 있는 또 다른 경로를 제공합니다. 우리가 방향 화합물을 들이마시면, 그것은 빠르게 폐로 운반되어 호흡기 시스템과 상호 작용할 수 있습니다. 후각 시스템도 작용하여, **에센셜 오일 분자가 비강의 수용체와 블랜딩하면 일련의 생리적, 심리적 반응이 촉발**됩니다. 일부 분자는 혈액-뇌 장벽을 넘어 중추신경계에 직접 영향을 미쳐 기분, 인지 기능, 전반적인 웰빙 감각을 변화시킬 수 있습니다. 흡입된 에센셜 오일의 효과는 매우 강력할 수 있지만, 개인마다 크게 다를 수 있어 개별적인 모니터링과 주의 깊은 사용이 강조됩니다.

체내에 흡수된 에센셜 오일은 복잡한 대사와 배설 과정을 겪습니다. 간은 특수 효소를 사용하여 개별 화합물을 대사산물로 분해하는 데 중심적인 역할을 합니다. 이렇게 변형된 분자는 체내를 순환한 후 소변, 대변, 심지어 호기를 통해 배설됩니다. 이 대사 과정에서 에센셜 오일 성분은 산화 및 포합과 같은 복잡한 화학 반응을 겪으며, 이는 체내에서 제거될 준비를 하는 것입니다. 이러한 제거 속도는 에센셜 오일의 치료 효과 지속 시간과 강도에 직접적인 영향을 미칩니다. 낮은 용량은 몇 시간 내에 빠르게 대사되어 배설될 수 있는 반면, 높은 농도는 며칠 동안 체내에 머물며 그 영향을 연장할 수 있습니다.

에센셜 오일의 흡수, 대사, 적절한 사용법을 이해하는 것은 아로마테라피의 기본적인 측면입니다. 이러한 강력한 식물 추출물이 우리 몸과 어떻게 상호 작용하는지에 대한 복잡성을 파악함으로써, 우리는 그것들의 진정한 치유와 변화의 잠재력을 활용할 수 있습니다. 우리가 방향 영역을 탐색하면서, 에센셜 오일 반응의 개별적 특성을 염두에 두고 사용시 안전과 주의를 우선시해야 합니다. 이러한 지식을 바탕으로, 우리는 자아 발견과 웰빙의 여정을 시작할 수 있으며, 에센셜 오일이 제공하는 심오한 혜택의 잠금을 해제할 수 있습니다. 그러므로 깊이 숨을 들이쉬고, 피부에 정성스럽게 바르며, 자연의 본질이 우리를 더 활기차고 균형 잡힌 삶으로 이끌도록 합시다.

에센셜 오일의 체내 흡수와 대사 과정에는 개인차가 있습니다. 연령, 건강 상태, 생활 습관, 체질 등에 따라 에센셜 오일의 효과와 반응이 달라질 수 있으므로, 전문가의 상담을 받는 것이 좋습니다. 또한 고품질의 순수 에센셜 오일을 사용하는 것이 중요한데, 이는 효능과 안전성을 보장하기 때문입니다. 에센셜 오일을 사용할 때는 항상 희석하여 사용해야 하며, 피부에 직접 바르기 전에 패치 테스트를 하는 것이 권장됩니다. 특히 임신 중이거나 특정 질환이 있는 경우, 어린이나 노인 등 민감한 그룹에 속한다면 에센셜 오일 사용에 각별한 주의가 필요합니다. 일부 에센셜 오일은 태아에게 해로울 수 있으며, 특정 건강 상태를 악화시킬 수 있기 때문입니다. 따라서 사용 전에 반드시 전문가와 상의하는 것이 안전합니다.

　에센셜 오일은 우리 삶에 놀라운 혜택을 가져다 줄 수 있지만, 그 강력한 특성으로 인해 책임감 있게 사용해야 합니다. 우리 몸과 에센셜 오일 사이의 복잡한 상호 작용을 이해하고, 개인의 독특한 요구에 맞게 사용법을 조정함으로써, 우리는 이 귀중한 자연의 선물을 최대한 활용할 수 있을 것입니다. 에센셜 오일의 세계를 탐험하는 것은 자기 자신과 우리를 둘러싼 세상에 대한 깊은 통찰을 제공하는 경이로운 경험이 될 것입니다. 그 과정에서 우리는 균형과 조화, 그리고 온전한 삶을 향한 길을 발견하게 될 것입니다.

　에센셜 오일은 자연의 놀라운 언어입니다. 이제 우리는 에센셜 오일의 숨은 능력을 이해하고 해독하는 법을 배웠습니다. 이 지식을 바탕으로 우리 삶을 변화시키는 방향으로 나아갈 수 있을 것입니다. 에센셜 오일의 흡수와 대사, 그리고 적절한 사용법을 이해하는 것은 아로마테라피의 여정에서 중요한 이정표가 됩니다. 이제 여러분은 에센셜 오일과 더욱 깊은 유대를 형성할 준비가 되었습니다. 자연의 지혜에 귀를 기울이고, 우리 몸과 마음의 소리에 귀를 기울이며, 에센셜 오일과 함께 새로운 차원의 건강과 행복을 경험해 보시기 바랍니다.

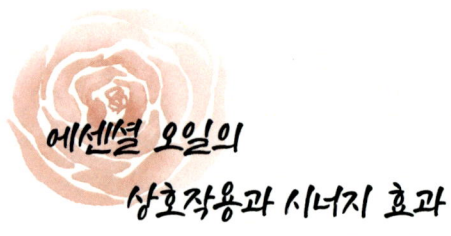

에센셜 오일의 상호작용과 시너지 효과

에센셜 오일은 우리의 신체적, 정신적, 감정적 건강에 더욱 놀라운 효과를 만들어 내기 위해 서로 상호작용하는 강력하고 복잡한 물질입니다. 서로 다른 에센셜 오일 사이의 시너지 효과는 아로마테라피스트, 연구자, 일상적인 사용자 모두의 관심을 끌어온 매혹적인 연구 분야입니다. 이번 장에서는 에센셜 오일 성분 간의 시너지 작용 메커니즘을 자세히 살펴보고, 특정 건강 목표를 위한 효과적인 블렌드를 만드는 방법을 탐구하며, 에센셜 오일을 블렌딩할 때 고려해야 할 중요한 안전 사항에 대해 논의하겠습니다.

에센셜 오일 성분 간의 시너지 작용 메커니즘은 오일 내 다양한 화학 화합물이 상호작용하여 치료 효과를 향상시키는 것과 관련이 있습니다. 이러한 시너지 작용은 상호보완적인 분자 표적, 생체이용률 개선, 치료 특성 향상, 균형 잡힌 향 프로파일, 시너지 비율 등 몇 가지 메커니즘을 통해 발생할 수 있습니다.

각기 다른 에센셜 오일은 특정 분자 경로나 수용체를 표적으로 하는 고유한 화학 화합물을 함유하고 있습니다. 이러한 화합물들이 블랜딩되면 여러 경로를 동시에 표적으로 함으로써 치료 효과를 향상시킬 수 있습니다. 예를 들어, 라벤더 오일과 카모마일 오일은 모두 진정 효과가 있지만 서로 다른 수용체를 표적으로 하기 때문에 두 오일을 함께 사용하면 이완 효과가 더욱 뛰어납니다. 일부 에센셜 오일은 다른 오일의 흡수를 촉진하여 치료 효과를 더욱 두드러지게 만들 수 있습니다. 이는 생체이용률이 낮은 오일의 경우에 특히 중요한데, 다른 오일이 존재하면 이들 오일이 체내로 흡수되는 것을 도울 수 있기 때문입니다. 또한 **에센셜 오일을 조합하면 특정 치료 특성이 증폭**될 수 있습니다. 예를 들어, 티트리 오일의 항균 효과는 타임이나 레몬그라스와 같은 다른 오일과 블렌딩하면 더욱 효과적인 항균 시너지 작용을 만들어낼 수 있습니다.

에센셜 오일의 블렌딩은 아로마테라피의 치료 효과에 중요

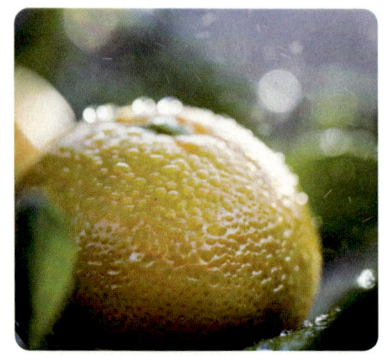
베르가못

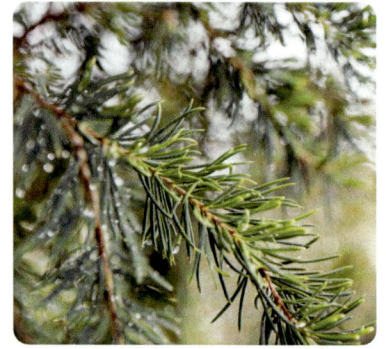
티트리

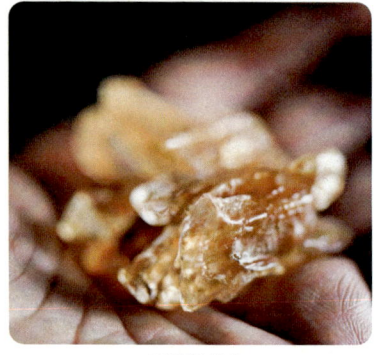
프랑킨센스

한 균형 잡힌 향 프로파일을 만들어 냅니다. 균형 잡힌 블렌드는 향기가 기분 좋고 효과적이어야 하며, 이는 다양한 노트(탑, 미들, 베이스)가 조화롭게 어우러져 만들어지는 것입니다. 에센셜 오일을 블렌딩하는 비율은 시너지 작용을 달성하는 데 매우 중요합니다. 아로마테라피스트와 전문가들은 각 오일의 비율이 치료 효과를 최적화할 수 있도록 블렌드를 세심하게 제작합니다. 이 비율은 특정 치료 목표와 개별 오일의 특성에 따라 달라질 수 있습니다.

다양한 문제를 해결하기 위해 에센셜 오일의 개별 특성에 기반하여 전략적으로 오일을 조합함으로써 특정 건강 목표에 효과적인 에센셜 오일 블렌드를 만들 수 있습니다. **면역력 강화**를 위해서는 유칼립투스, 티트리, 레몬 오일의 블렌드가 효과적일 수 있습니다. 유칼립투스는 거담 및 항염증 효과로 알려져 있어 기도를 열어주고 호흡기 감염과 싸우는 데 도움이 됩니다. 티트리 오일은 항균 특성을 가지고 있어 박테리아와 바이러스와의 싸움을 돕고, 레몬 오일은 항바이러스 및 항균 특성이 있어 감염에 효과적입니다.

스트레스와 불안 완화를 위해서는 라벤더, 베르가못, 프랑킨센스 오일의 블렌드가 매우 유익할 수 있습니다. 라벤더 오일은 진

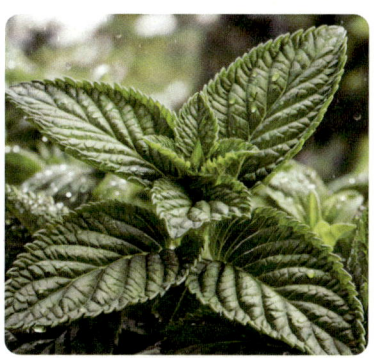

페퍼민트

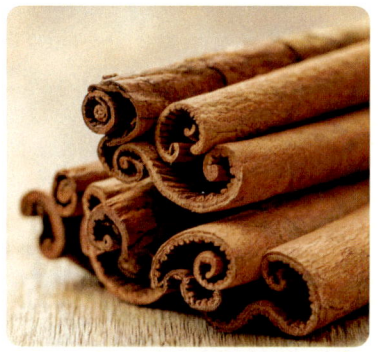

시나몬

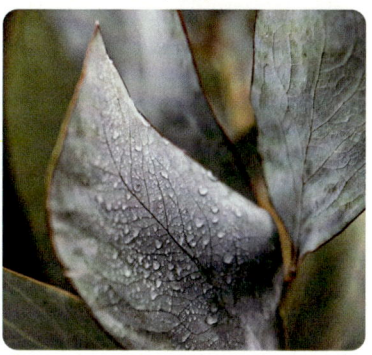

유칼립투스

정 및 수면 효과가 있어 스트레스와 불안을 줄이는 데 도움이 됩니다. 베르가못 오일은 진정 효과가 있고 공포와 절망감을 완화시킬 수 있으며, 프랑킨센스 오일은 접지력과 이완을 증진시킵니다.

감염과 싸우기 위해서는 페퍼민트, 시나몬, 유칼립투스 오일의 블렌드가 강력할 수 있습니다. 페퍼민트 오일은 항염증 특성이 있어 두통과 소화기 문제 완화에 도움이 됩니다. 시나몬 오일은 항균 및 항진균 특성을 가지고 있어 감염에 효과적이며, 유칼립투스 오일은 호흡기 감염 퇴치에 도움이 될 수 있습니다.

통증 관리를 위해서는 페퍼민트, 라벤더, 프랑킨센스 오일의 블렌드가 완화 효과를 제공할 수 있습니다. 페퍼민트 오일은 두통과 근육통 완화에 도움이 되고, 라벤더 오일은 진통 특성이 있어 통증을 줄이는 데 도움이 되며, 프랑킨센스 오일은 항염증 특성이 있어 통증 관리에 도움이 될 수 있습니다.

에센셜 오일을 블렌딩할 때는 안전하고 효과적인 사용을 보장하기 위해 몇 가지 안전 고려사항을 염두에 두는 것이 중요합니다. 적절한 희석은 필수적이며, 대부분의 아로마테라피 블렌드는 피부 자극을 피하기 위해 1~5% 희석해야 합니다. 또한 잠재적인 부작용 상호작용으로 인해 특정 에센셜 오일을 함께 사용해서는 안 되므로 금기 조합을 피하는 것도 중요합니다.

개인의 민감도에 맞추는 것도 또 다른 중요한 안전 고려사항입니다. 새로운 오일에 대한 개인의 민감도를 파악하기 위해 피부 패치 테스트를 수행하는 것이 권장되며, 특히 민감성이 높은 사람의 경우 더욱 그렇습니다. 또한 손상되었거나 질병이 있거나 염증이 있는 피부에 오일을 사용할 때는 주의해야 하는데, 이러한 피부는 투과성이 높고 피부 반응에 민감할 수 있기 때문입니다.

부작용 상호작용을 주의 깊게 살펴보는 것이 필수적이며, 자극, 발적, 반응의 징후를 모니터링하고 부작용이 발생하면 사용을 중단하는 것이 중요합니다. UVA 광선에 노출되었을 때 자극, 염증, 수포, 발적 및/또는 화상을 유발할 수 있는 광독성에 대해서도 인지하는 것이 중요합니다. 에센셜 오일의 품질과 순도는 또 다른 중요한 안전 고려사항입니다. 순수하고 정품인 에센셜 오일을 사용하면 부작용 반응의 위험을 최소화할 수 있으며, FDA가 에센셜 오일의 순도나 품질을 규제하지 않기 때문에 브랜드와 제품의 품질을 확인하는 것이 중요합니다.

에센셜 오일을 블렌딩할 때는 연령과 건강 상태도 고려해야 합니다. 영아, 유아, 어린 아동의 경우 더 낮은 농도를 권장하는 등 연령에 따라 희석 농도와 사용법을 조정하는 것이 좋습니다. 또한 에센셜 오일이 이러한 요인과 상호작용할 수 있으므로 기저 건강 상태, 약물 및 보조제를 고려하는 것도 중요합니다.

마지막으로 에센셜 오일의 적절한 보관과 취급은 안전을 위해 매우 중요합니다. 에센셜 오일을 어린이와 애완동물의 손이 닿지 않는 서늘하고 어두운 곳에 보관하면 우발적인 섭취나 노출을 방지할 수 있습니다.

결론적으로, 에센셜 오일 간의 시너지 상호작용을 이해하는 것은 효과적이고 안전한 아로마테라피 블렌드를 만드는 데 있어 중요한 측면입니다. 시너지 작용의 메커니즘을 탐구하고, 특정 건강 목표를 위한 블렌드를 만드는 방법을 배우고, 중요한 안전 고려 사항을 염두에 둠으로써 우리는 안전하고 효과적인 방식으로 건강과 웰빙을 증진하기 위해 에센셜 오일의 힘을 활용할 수 있습니다. 경험 많은 아로마테라피스트이든 호기심 많은 초보자이든 에센셜 오일 시너지의 세계는 탐구하기에 매력적이고 보람 있는 분야입니다.

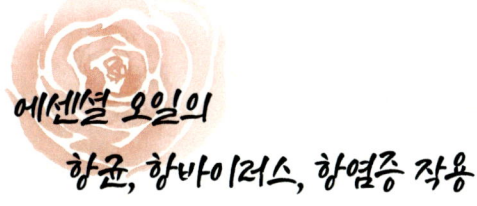

에센셜 오일의
항균, 항바이러스, 항염증 작용

　에센셜 오일의 항균, 항바이러스, 항염 효과에 대한 과학적 연구 결과들은 이들의 치료적 가치를 입증하고 있습니다. 전통의학에서 오랫동안 인정받아 온 에센셜 오일의 치료 잠재력은 최근의 연구를 통해 더욱 명확해졌으며, 다양한 식물에서 추출된 이 천연 화합물들은 광범위한 병원체와 염증성 질환에 대해 놀라운 효능을 보여주고 있습니다.

　에센셜 오일의 가장 두드러진 특징 중 하나는 **강력한 항균** 활성입니다. 오레가노, 타임, 클로브, 사이프러스 오일은 그람 양성균과 그람 음성균 모두에 대해 탁월한 항균 특성을 나타냈으며,

대장균 Escherichia coli, 살모넬라 티피뮤리움 Salmonella typhimurium, 황색포도상구균 Staphylococcus aureus, 장구균 Enterococcus faecalis 과 같은 흔한 병원균에 대해서도 효과가 있었습니다. 이 오일들은 또한 다양한 진균 균주에 대해 진균 정지 및 살진균 활성을 보였는데, 이는 미생물 감염과의 싸움에서 귀중한 동맹군이 될 수 있음을 시사합니다. 에센셜 오일의 항균 작용 기전은 미생물과의 직접적인 접촉을 통해 세포막을 파괴하고 대사 과정을 방해하는 것을 포함합니다. 이와 함께 에센셜 오일에서 방출되는 휘발성 물질이 공기를 통한 증발 노출을 통해 항균 효과를 발휘할 수 있어 잠재적인 적용 범위를 더욱 넓힙니다.

에센셜 오일의 **항바이러스** 특성은 최근 몇 년간 인플루엔자, 리노바이러스, 코로나바이러스와 같은 호흡기 바이러스와 관련하여 상당한 주목을 받고 있습니다. 여러 연구에서 에센셜 오일이 바이러스 생활사의 다양한 단계를 방해함으로써 바이러스 감염력과 복제를 감소시킬 수 있음이 입증되었습니다. 시나몬, 오레가노, 타임 에센셜 오일은 바이러스가 숙주 세포에 부착되고 침입하는 것을 억제하는 것으로 밝혀졌으며, 멜리사, 스타아니스, 진저 오일은 바이러스 복제를 억제하는 데 유망한 것으로 나타났습니

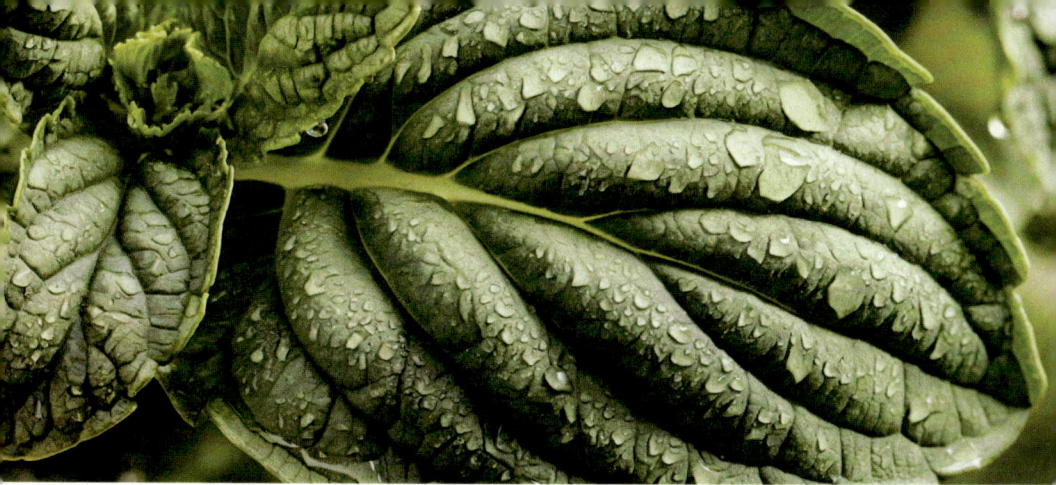

멜리사

다. 에센셜 오일의 항바이러스 활성은 모노테르펜과 세스퀴테르펜의 함량과 조성에 기인하는데, 이는 복제에 결정적인 바이러스 단백질과 블랜딩하고 파괴할 수 있습니다. 분자 도킹 연구는 에센셜 오일 성분과 바이러스 표적 사이의 특정 상호작용을 더욱 명확히 하여 표적 항바이러스 치료제 개발의 길을 열어주고 있습니다.

항균 및 항바이러스 특성 외에도 에센셜 오일의 **항염** 효과에 대한 광범위한 연구가 이루어졌습니다. 관절염, 천식, 피부 질환과 같은 만성 염증성 질환은 에센셜 오일에 의한 염증 반응 조절로 큰 이점을 얻을 수 있습니다. 프랑킨센스, 진저, 페퍼민트, 로즈마리, 타임, 클로브, 유칼립투스, 펜넬, 베르가못 오일은 모두 다양한 연구에서 염증 표지자를 감소시키는 것으로 나타났습니다. 이들 오일은 프로스타글란딘 수치를 낮추고, 백혈구 수를 감소시키며, COX-2와 같은 염증성 효소의 발현을 억제하고, 다중 신호 전달 경로에 관여하는 염증성 사이토카인의 방출을 조절할 수 있습니다. 관절염으로 인한 통증과 부종을 완화시키는 것부터 습진이나 피부염과 같은 질환에서 피부 건강을 개선하는 것에 이르기까지 염증성 질환 관리에서 에센셜 오일의 잠재적 적용 범위는 매우 광범위합니다.

에센셜 오일의 치료적 가치는 개별적인 특성을 넘어서는데, 이들을 조합하면 시너지 효과와 효능 향상으로 이어질 수 있기 때문입니다. 특정 미생물이나 염증 표적에 맞춰 제작된 에센셜 오일 블렌드 개발은 강력하고 표적화된 치료제를 만드는 데 엄청난 잠재력을 가지고 있습니다. 나아가 나노캡슐화 기술의 출현은 에센셜 오일의 화학적 안정성, 용해도, 생체이용률을 높이는 새로운 길을 열어주었으며, 이들의 휘발성 및 분해와 관련된 문제점을 극복하여 치료 잠재력을 더욱 증가시켰습니다.

과학계가 에센셜 오일의 항균, 항바이러스, 항염 특성 이면에 있는 복잡한 기전을 계속 밝혀내면서 안전하고 효과적인 적용을 위한 사용 표준화와 명확한 지침 수립이 매우 중요해졌습니다. 치료 효과에 책임이 있는 특정 화학 성분을 식별하고 다른 항균제나 항염증 화합물과 조합하여 사용하는 것을 최적화하기 위해서는 추가적인 연구가 필요합니다. 나노캡슐화된 오일과 같은 표준화된 에센셜 오일 제형 및 전달 시스템의 개발은 잠재력을 최대한 활용하고 연구실 결과를 임상 실제로 전환하는 데 중요한 역할을 할 것입니다.

결론적으로 에센셜 오일의 항균, 항바이러스, 항염 특성은 과학적 연구를 통해 광범위하게 입증되었으며, 이는 미생물 감염, 바이러스성 질병, 만성 염증성 질환과 싸우는 데 있어 에센셜 오일의 치료적 가치를 강조합니다. 이 천연 화합물의 다재다능함과 효능은 새로운 치료제와 보완요법 개발의 유망한 길을 열어줍니다. 에센셜 오일의 광대한 잠재력을 계속 탐구하면서 안전성, 효능, 표준화를 보장하는 과학적인 사고방식으로 접근하는 것이 필수적입니다. 이러한 천연 보물의 힘을 활용함으로써 우리는 미생물 저항성, 바이러스 발병, 염증성 장애와의 싸움에서 새로운 경계를 개척하고 궁극적으로 전 세계 수많은 사람들의 건강과 삶의 질을 향상시킬 수 있을 것입니다. 앞으로 에센셜 오일이 현대 의학에서 더욱 중요한 역할을 담당하게 될 것이며, 이는 아로마테라피스트와 관련 분야 전문가들에게 새로운 도전과 기회를 제공할 것입니다.

에센셜 오일의
신경계 및 면역계에 대한 영향

현대인들은 스트레스와 불안이 만연한 세상에서 살아가고 있으며, 이를 해소하기 위해 자연 요법에 대한 관심이 높아지고 있습니다. 그 중에서도 에센셜 오일은 스트레스와 불안 수준을 낮추는 강력한 도구로 주목받고 있는데, 특히 라벤더, 베르가못, 일랑일랑 오일의 항불안 및 스트레스 완화 효과를 뒷받침하는 과학적 근거가 상당히 많습니다.

진정 효과로 유명한 라벤더 에센셜 오일은 항불안 효과에 대해 광범위하게 연구되어 왔습니다. 연구 결과에 따르면, 라벤더 오일을 흡입하면 세로토닌 대사를 조절하고 후각 자극을 통해 쥐의 불안 유사 행동을 감소시킬 수 있다고 합니다. 라벤더 오일의 부드럽고 꽃향기 나는 아로마는 GABA 시스템을 통해 **진정-수면 효과**를 나타내는 것으로 밝혀졌는데, 이 시스템은 불안과 스트레스 반응을 조절하는 데 관여합니다. 임상 현장에서는 의료 절차를 받는 환자의 불안을 줄이기 위해 라벤더 오일을 사용하기도 하는데, 이는 약물 중재에 대한 자연적인 대안을 제공합니다. 또한 라벤더 오일이 만성 불안으로 고통받는 사람들의 불안장애 증상을 완화시킬 수 있다는 것도 입증되었습니다.

밝고 상큼한 향을 가진 베르가못 에센셜 오일도 불안과 스트레스를 줄이는 데 효과가 있는 것으로 나타났습니다. 연구에 따르면, 베르가못 오일은 벤조디아제핀계 약물의 작용 부위 길항제인 플루마제닐에 민감하지 않은 쥐에서 항불안 효과를 나타낸다고 합니다. 이는 베르가못 오일이 벤조디아제핀계 약물과 동일한 기전으로 작용하지 않음을 시사하는 것입니다. 대신 베르가못 오일은 불안과 스트레스 반응을 조절하는 데 중요한 역할을 하는 GABA 시스템을 조절함으로써 효과를 발휘하는 것으로 생각됩니다. 베르가못 오일의 상쾌한 아로마는 쥐와 생쥐 모두에서 불안 유사 행동을 감소시키는 것으로 나타났으며, 이는 불안 해소를 위한 잠재적인 천연 치료제가 될 수 있음을 보여줍니다.

　　달콤하고 꽃향기 나는 향을 가진 일랑일랑 에센셜 오일은 수세기 동안 아로마테라피에서 이완과 스트레스 감소를 촉진하기 위해 사용되어 왔습니다. 최근 연구에 따르면, 일랑일랑 오일은 세로토닌과 도파민 활성을 조절하는 능력과 관련하여 생쥐에서 항불안 효과를 나타내는 것으로 밝혀졌습니다. 이러한 신경전달물질은 기분과 감정 반응을 조절하는 데 중요한 역할을 하는데, 일랑일랑 오일이 이러한 시스템과 상호작용할 수 있다는 것은 불안과 스트레스를 줄이는 데 유용한 도구가 될 수 있음을 시사합니다. 일랑일랑 오일을 베르가못, 라벤더 오일과 블렌딩하면 항불안 특성을 향상시키는 시너지 효과를 만들어낼 수 있어, 이완과 스트레스 감소를 위해 고안된 아로마테라피 블렌드에서 인기 있는 선택이 되고 있습니다. 이러한 에센셜 오일들이 **항불안 효과를 발휘하는 기전**은 주로 신경전달물질, 특히 세로토닌과 GABA의 활성을 조절하는 능력에 의해 매개되는 것으로 생각됩니다. '행복 호르몬'으로 불리는 세로토닌은 기분과 감정 반응을 조절하는 데 중요한 역할을 합니다. 세로토닌 수준이 낮으면 불안과 우울증과 관련이 있는 것으로 알려져 있는데, 에센셜 오일이 세로토닌 활성을 조절할 수 있다는 것은 정서적 안녕을 증진하는 데 유용한 도구가 될 수 있음을 시사합니다. 한편 GABA는 불안과 스트레스를 줄이는 데 중요한 역할을 하는 억제성 신경전달물질입니다. 에센셜 오일이 GABA 시스템과 상호작용할 수 있다는 것은 이 중요한 신경전달물질의 활성을 높임으로써 이완을 촉진하고 불안을 줄일 수 있음을 시사합니다.

임상 현장에서 불안과 스트레스를 줄이기 위해 에센셜 오일을 사용한 결과는 매우 고무적입니다. 예를 들어, 치과 치료나 수술과 같은 의료 절차를 받는 환자의 불안을 줄이기 위해 라벤더 오일이 사용되어 왔습니다. 이러한 절차 전에 라벤더 오일을 흡입하면 불안 수준이 현저히 감소하여 환자에게 스트레스가 덜한 경험을 제공할 수 있습니다. 마찬가지로 베르가못 오일은 전반적 불안장애나 공황장애와 같은 불안장애의 증상을 완화하는 데 사용되어 왔습니다. 이러한 오일들이 약물 중재와 관련된 부작용 없이 이완을 촉진하고 불안을 줄일 수 있다는 점은 스트레스와 불안에 대한 천연 치료법을 찾는 사람들에게 매력적인 선택이 될 수 있습니다. 그러나 불안과 스트레스를 줄이기 위한 에센셜 오일의 사용은 임상 현장에 국한되지 않습니다. 많은 사람들이 일상생활에서 이완을 촉진하고 스트레스를 줄이기 위해 이러한 오일을 사용하는 데 성공을 거두고 있습니다. 오일은 디퓨저를 사용하거나 따뜻한 목욕물에 몇 방울 떨어뜨리는 등 흡입을 통해 투여할 수 있으며, 마사지와 같은 국소 도포를 통해서도 사용할 수 있습니다. 이러한 오일의 효과는 다른 오일과 블렌딩하거나 심호흡이나 명상과 같은 다른 이완 기법과 함께 사용함으로써 향상될 수 있습니다.

결론적으로, 라벤더, 베르가못, 일랑일랑 오일의 항불안 및 스트레스 완화 효과를 뒷받침하는 과학적 근거는 상당히 많습니다. 이러한 오일들은 신경전달물질 활성을 조절하고 이완을 촉진하여 불안과 스트레스 수준을 낮추는 것으로 나타났습니다. GABA 시스템과 상호작용하고 세로토닌 활성을 조절할 수 있는 능력은 이들을 정서적 안녕을 증진하고 스트레스가 신체에 미치는 부정적인 영향을 줄이는 데 유용한 도구로 만들어줍니다. 임상 현장이나 일상생활에서 사용되는 에센셜 오일은 불안을 줄이고 이완을 촉진하는 자연적이고 효과적인 방법을 제공하므로, 스트레스 관리를 위한 도구 키트에 귀중한 추가 요소가 될 수 있습니다.

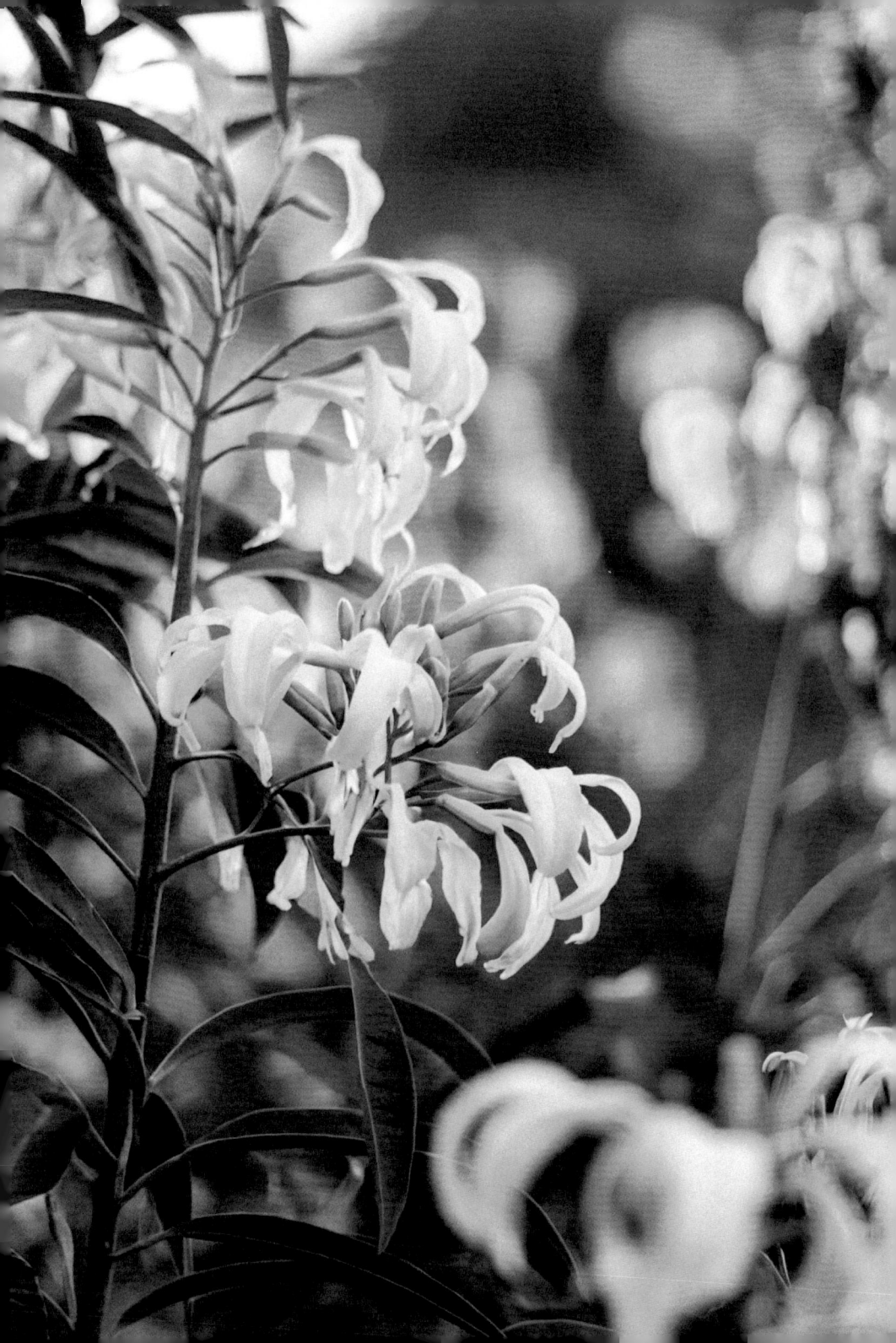

이번에는 에센셜 오일의 **면역조절 효과**에 대해 알아보겠습니다. 면역계는 질병과 감염으로부터 신체를 보호하기 위해 협력하는 복잡한 세포, 조직, 기관의 네트워크입니다. 면역계는 일반적으로 병원체에 대항하여 방어하는 데 효과적이지만, 때로는 손상되어 신체를 질병에 취약하게 만들 수 있습니다. 최근 몇 년 동안 에센셜 오일은 면역 기능을 향상시키고 전반적인 건강을 증진하는 유망한 천연 치료제로 부상했습니다.

유칼립투스, 티트리, 프랑킨센스와 같은 에센셜 오일은 백혈구 생성을 자극하고 항체 반응을 증가시키며 항염증 효과를 발휘함으로써 면역 기능을 향상시킬 수 있는 면역조절 특성을 가지고 있는 것으로 밝혀졌습니다. 이러한 특성은 면역계를 지원하고 전반적인 건강을 증진하는 데 유용한 도구로 만들어줍니다.

에센셜 오일이 면역 기능을 향상시킬 수 있는 주요 기전 중 하나는 백혈구 자극입니다. 백혈구는 감염과 질병에 대한 신체의 첫 번째 방어선으로, 병원체를 식별하고 파괴하며 감염 확산을 방지하기 위해 면역 반응을 조정합니다. 유칼립투스, 티트리, 프랑킨센스와 같은 에센셜 오일은 다형핵 백혈구, 대식세포, 수지상세포, 자연살해세포, B 및 T 림프구를 포함한 면역 능력이 있는 세포의 증식을 자극하는 것으로 나타났습니다. 이러한 중요한 면역세포의 생성을 증가시킴으로써 에센셜 오일은 신체의 자연 방어 기능을 향상시키고 전반적인 건강을 증진하는 데 도움을 줄 수 있습니다.

에센셜 오일이 면역 기능을 향상시키는 또 다른 방법은 항체 반응을 증가시키는 능력입니다. 항체는 병원체를 중화하고 감염을 예방하는 데 도움이 되는 B 세포에서 생성되는 단백질입니다. 유칼립투스와 티트리와 같은 에센셜 오일은 특히 세균 및 바이러스 감염과 싸우는 데 중요한 IgG 및 IgM과 같은 항체의 생성을 증가시키는 것으로 나타났습니다. 이러한 중요한 면역 단백질의 생성을 증가시킴으로써 에센셜 오일은 신체의 자연 방어 기능을 강화하고 전반적인 건강을 증진하는 데 도움을 줄 수 있습니다.

백혈구 생성을 자극하고 항체 반응을 증가시키는 능력 외에도 에센셜 오일은 항염증 효과를 발휘하는 것으로 나타났습니다. 염증은 상해나 감염에 대한 면역계의 자연스러운 반응이지만, 만성 염증은 암, 심장병, 자가면역 질환을 포함한 다양한 질병의 발생에 기여할 수 있습니다. 유칼립투스, 티트리, 프랑킨센스와 같은 에센셜 오일은 염증 매개체의 생성을 감소시키고 염증성 사이토카인의 분비를 억제함으로써 항염증 효과를 발휘하는 것으로 밝혀졌습니다. 이러한 항염증 특성은 만성 염증과 관련된 질병의 위험을 낮추고 전반적인 건강을 증진하는 데 도움을 줄 수 있습니다.

에센셜 오일의 면역조절 효과는 다양한 연구를 통해 입증되었습니다. 예를 들어, 한 연구에서는 유칼립투스 오일이 면역세포의 활성을 증가시키고 염증성 사이토카인의 분비를 감소시킴으로써 면역 기능을 향상시킬 수 있음을 발견했습니다. 또 다른 연구에서는 티트리 오일이 백혈구의 생성을 자극하고 항체 반응을 증가시킴으로써 면역계를 지원할 수 있음을 시사했습니다. 이러한 연구 결과는 에센셜 오일이 면역 기능을 향상시키고 전반적인 건강을 증진하는 데 유망한 천연 치료제가 될 수 있음을 시사합니다.

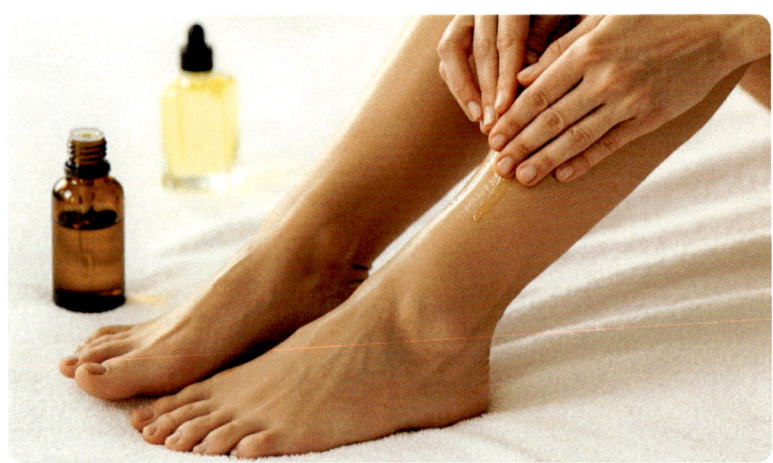

에센셜 오일은 다양한 방법으로 사용할 수 있습니다. 가장 일반적인 방법은 아로마테라피로, 에센셜 오일을 **흡입하거나 피부에 바르는 것**입니다. 에센셜 오일은 또한 목욕이나 마사지에 사용될 수 있으며, **일부는 섭취할 수도 있습니다.** 그러나 에센셜 오일을 사용할 때는 주의해야 합니다. 일부 오일은 피부 자극을 유발할 수 있으며, 일부는 섭취 시 유독할 수 있습니다. 에센셜 오일을 사용하기 전에 의사와 상담하고 올바른 사용법을 따르는 것이 중요합니다.

결론적으로, 에센셜 오일은 면역 기능을 향상시키고 전반적인 건강을 증진하는 유망한 천연 치료제입니다. 백혈구 생성을 자극하고, 항체 반응을 증가시키며, 항염증 효과를 발휘함으로써 에센셜 오일은 신체의 자연 방어 기능을 지원하고 질병 위험을 낮출 수 있습니다. 에센셜 오일은 다양한 방법으로 사용할 수 있지만, 안전하고 효과적으로 사용하려면 적절한 주의가 필요합니다. 에센셜 오일의 잠재적 건강상의 이점에 대한 인식이 높아짐에 따라, 이 천연 치료제는 현대 의학에서 점점 더 중요한 역할을 할 것으로 기대됩니다.

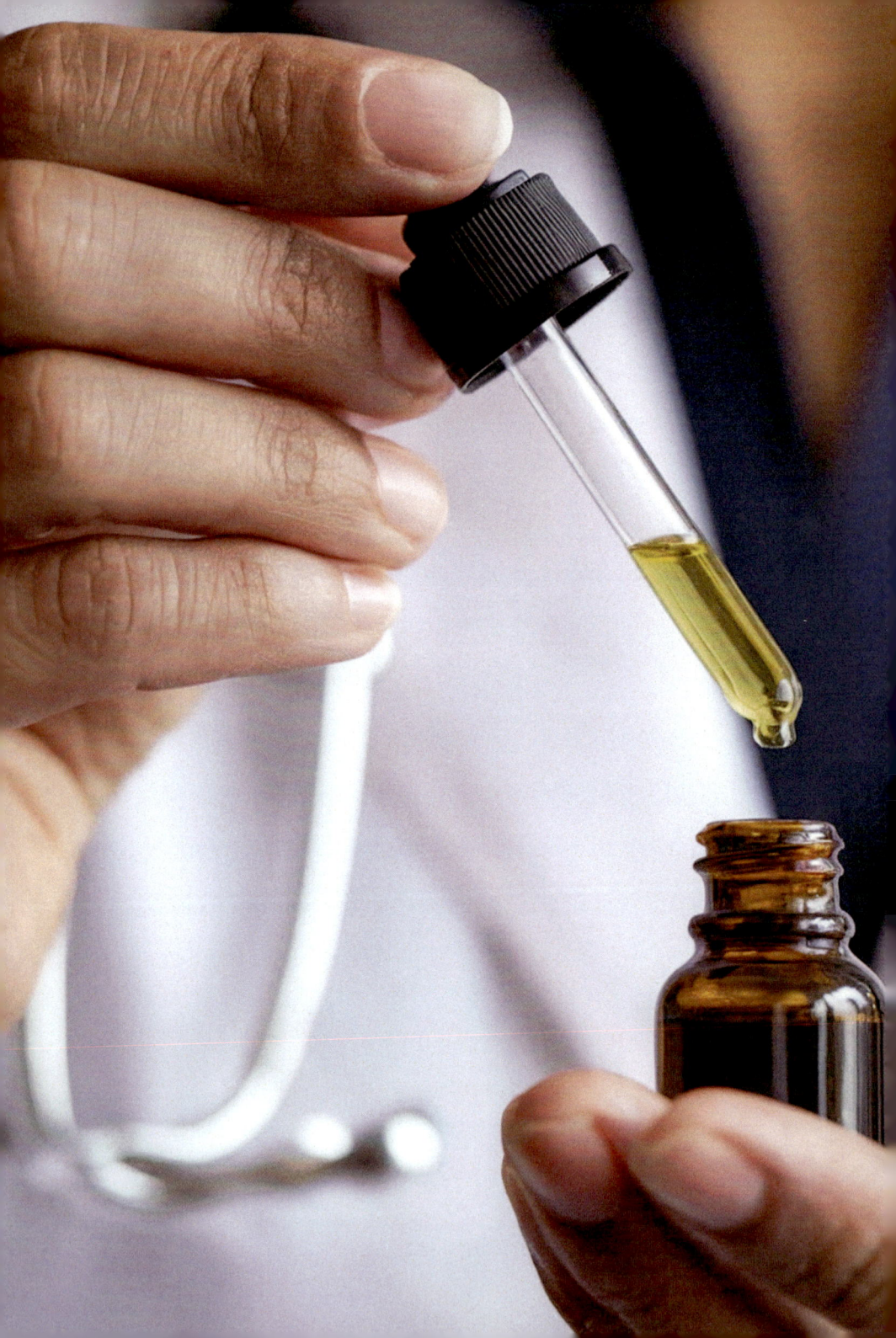

3장

프랑스 메디컬 아로마테라피 임상 사례 연구 I

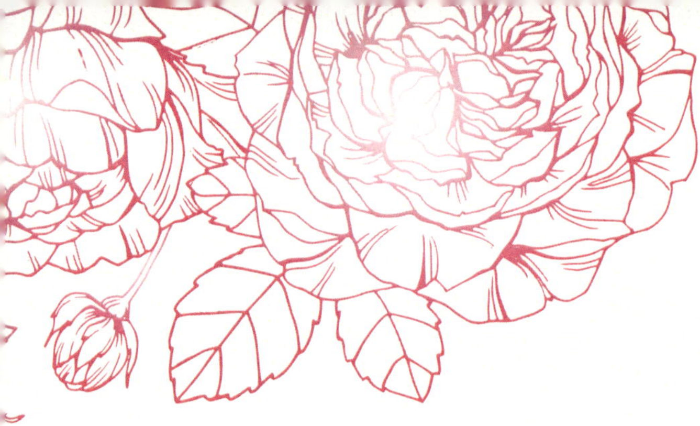

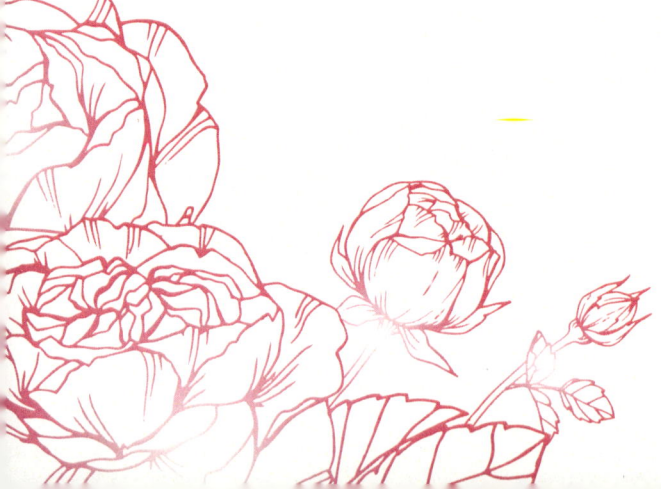

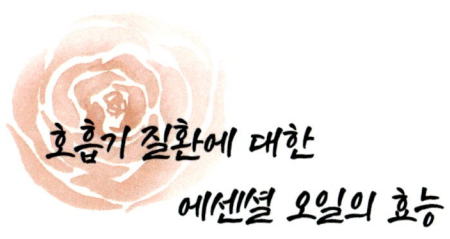

호흡기 질환에 대한 에센셜 오일의 효능

프랑스의 메디컬 아로마테라피는 호흡기 질환의 예방과 치료에 에센셜 오일을 활용하여 놀라운 효과를 보이고 있습니다. 프랑스 의료진들은 에센셜 오일의 항균 및 항염증 특성을 이용하여 감기, 천식, 알레르기와 같은 호흡기 질환을 해결하는 데 앞장서고 있으며, 이는 프랑스 임상 사례를 통해 잘 드러납니다.

에센셜 오일은 강력한 항균 및 항염증 특성을 가지고 있어 호흡기 감염과 싸우는 데 효과적입니다. 프랑스에서는 아로마테라피의 오랫동안의 역사를 바탕으로 의료 전문가들이 이러한 천연 치료제를 활용하여 증상을 완화하고 치유 과정을 지원해왔습니다. 유칼립투스 오일은 프랑스 아로마테라피에서 필수적인 오일로, 헤모필루스 인플루엔자 Haemophilus influenzae, 폐렴연쇄상구균 Streptococcus pneumoniae, 황색포도상구균 Staphylococcus aureus 과 같은 흔한 호흡기 병원균에 대해 뛰어난 항균 활성을 보입니다. 프랑스 의료진들은 유칼립투스 오일을 고농도로 짧은 시간 동안 사용하여 이러한 감염과 효과적으로 싸워 수많은 환자들에게 안도감을 주었습니다.

티트리 오일 또한 항균 특성으로 유명하며 프랑스에서 호흡기 질환을 다스리는 데 활용되고 있습니다. 천연 거담제 역할을 하는 티트리 오일은 감기, 기관지염, 부비동염과 관련된 기침을 완화하는 데 도움을 줍니다. 점액을 제거하고 자극받은 기도를 진정시키는 능력 덕분에 많은 프랑스 아로마테라피스트들이 선호하는 에센셜 오일입니다.

항균 특성이 뛰어난 **타임 오일**도 호흡기 병원균의 성장을 억제하는 데 효과적인 것으로 입증되었습니다. 프랑스의 연구는 타임 오일이 헤모필루스 인플루엔자, 폐렴연쇄상구균, 황색포도상구균의 성장을 억제할 수 있음을 보여주었으며, 이는 호흡기 감염에 대한 강력한 천연 치료제로서의 가능성을 시사합니다.

에센셜 오일은 다양한 이점을 제공하지만, 프랑스 전문가들은 올바르고 주의 깊게 사용하는 것이 중요하다고 강조합니다. 특히 천식과 같은 기존 호흡기 질환이 있는 사람들의 경우, 적절한 용량, 투여 방법, 개인의 민감도를 고려하는 것이 안전하고 효과적인 사용을 보장하는 데 필수적입니다.

천식과 알레르기 영역에서 프랑스 아로마테라피스트들은 증상을 완화하고 삶의 질을 향상시키기 위한 보완 요법으로 에센셜 오일의 잠재력을 탐구해 왔습니다. 특정 에센셜 오일의 항염증 및 기관지 확장 특성을 활용하여 수많은 사람들이 이러한 만성 호흡기 질환을 관리하는 데 도움을 주었습니다. 진정 및 이완 효과로 유명한 라벤더 오일은 천식 관리에서 특별한 위치를 차지하고 있습니다. 스트레스와 불안을 줄임으로써 종종 천식 발작을 유발하는 라벤더 오일은 평온함과 안정감을 조성하는 데 도움을 줍니다. 공기 중에 확산되거나 국소적으로 적용되는 이 부드러운 오일은 프랑스의 많은 천식 환자들에게 안도감을 가져다주었습니다.

천연 기관지 확장 특성을 가진 페퍼민트 오일은 천식과의 싸움에서 귀중한 동맹국임이 입증되었습니다. 기도를 열어주고 울혈을 완화하는 데 도움을 줌으로써 페퍼민트 오일은 호흡을 더 쉽게 하고 불편함을 줄여줍니다. 프랑스 아로마테라피스트들은 종종 페퍼민트 오일을 디퓨저에서 직접 흡입하거나 가슴과 등에 국소적으로 적용하여 최대의 효과를 얻을 것을 권장합니다.

항염증 특성으로 알려진 **프랑킨센스 오일**은 프랑스에서 천식과 함께 종종 동반되는 염증을 표적으로 사용되어 왔습니다. 기도의 염증을 줄임으로써 프랑킨센스 오일은 천식 증상의 심각성과 빈도를 완화하는 데 도움을 줍니다. 다른 에센셜 오일과 조합하여 사용되는 경우가 많은 이 고대 오일은 수많은 사람들에게 호흡 기능 개선과 안도감을 가져다주었습니다.

에센셜 오일이 천식과 알레르기로 고군분투하는 사람들에게 희망을 제공하지만, 프랑스 전문가들은 책임감 있게 사용하고 의료 전문가의 지도 아래 사용하는 것이 중요하다고 강조합니다. 일부 에센셜 오일은 알레르기 반응을 유발하거나 약물과 상호 작용할 수 있어 주의와 지식을 가지고 아로마테라피에 접근하는 것이 매우 중요합니다.

프랑스 의료 전문가들은 호흡기 질환에 대한 표준 치료 계획에 에센셜 오일을 통합하는 것의 힘을 보여주었습니다. 아로마테라피의 이점과 기존의 의학적 접근법을 블랜딩함으로써 치료 효능을 높이고 환자의 결과를 개선했습니다. 만성폐쇄성폐질환 COPD의 경우, 프랑스 의료진들은 전통적인 기관지 확장제와 함께 에센셜 오일을 사용한 흡입 요법을 통합했습니다. 거담 특성을 가진 유칼립투스 오일은 이러한 병용 요법에 사용될 때 점액을 느슨하게 하고 호흡 곤란을 완화하는 데 특히 효과적인 것으로 입증되었습니다.

감기와 독감과 싸우는 사람들을 위해 프랑스 의료 전문가들은 페퍼민트, 유칼립투스, 타임과 같은 에센셜 오일을 함유한 가슴 마사지롤온을 사용해 왔습니다. 이러한 방향성 블렌드는 기존 약물과 조화를 이루어 울혈을 완화하고 기침을 진정시키며 발열을 줄이는 등 회복을 위한 전체적인 접근 방식을 제공합니다.

프랑스 약사들도 에센셜 오일의 힘을 수용하여 오레가노와 레몬과 같은 유기농 에센셜 오일의 시너지 효과를 담은 혁신적인 솔루션을 제공하고 있습니다. 호흡기 건강을 지원하도록 설계된 이러한 캡슐은 겨울철 전염병을 예방하고 호흡기 감염을 완화하기 위해 경구 복용하며 환자에게 편리하고 효과적인 옵션을 제공합니다.

병원 환경에서 프랑스 의료 기관들은 아로마 의학을 수용하여 통제되고 합리적인 방식으로 에센셜 오일을 사용하고 있습니다. 포콩 박사와 같은 선구자들은 병원 환경에서 에센셜 오일을 간헐적으로 확산시킬 것을 지지하며, 아로마테라피의 치료 효과를 활용하면서도 위험을 최소화하기 위한 안전 지침의 중요성을 강조합니다.

우리가 호흡기 건강의 복잡성을 탐색하는 가운데, 프랑스 아로마테라피는 희망의 등대이자 자연의 힘에 대한 증언이 되고 있습니다. 에센셜 오일의 지혜를 수용하고 이를 종합적인 치료 계획에 통합함으로써 우리는 이러한 방향성 보물의 잠재력을 최대한 발휘하여 가장 필요로 하는 사람들에게 안도감, 치유, 그리고 새로운 활력을 가져다줄 수 있습니다.

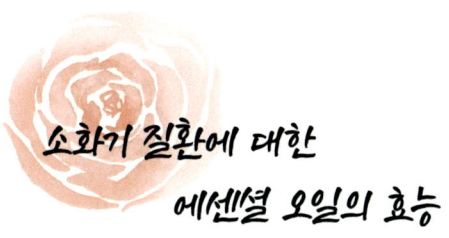

소화기 질환에 대한 에센셜 오일의 효능

프랑스에서는 아로마테라피가 소화기 질환의 예방 및 치료에 활발히 활용되고 있습니다. 특히 임상 연구를 통해 페퍼민트, 진저, 펜넬 등의 에센셜 오일이 소화 불량 증상 완화에 도움이 된다는 사실이 입증되었죠.

페퍼민트 오일은 진경 작용으로 소화기관의 근육을 이완시켜 경련과 통증을 줄여줍니다. 70명을 대상으로 한 연구에서는 위산 역류 증상 감소에 있어 오메프라졸만큼 효과적이라는 결과가 나왔습니다. 진저 오일은 항염증 효과로 소화기관의 염증을 가라앉혀 소화 불량 증상을 완화하는 데 도움을 줍니다. 펜넬 오일은 복부 팽만감과 가스를 해소하고 소화 불량, 위경련, 메스꺼움 등을 다스리는 것으로 알려져 있습니다. 이들 오일은 흡입, 도포, 섭취 등 다양한 방법으로 사용할 수 있습니다. 병에 담긴 오일의 향을 직접 들이마시거나 디퓨저를 활용하는 흡입법, 캐리어 오일과 블랜딩해 복부에 바르는 도포법, 차나 음식에 첨가해 마시거나 먹는 섭취법 등이 대표적이죠. 다만 기저 질환이 있거나 약물을 복용 중이라면 에센셜 오일 사용 전 의사와 상담하는 것이 바람직합니다. 또한 피부 자극 여부를 확인하는 패치 테스트를 거치고 적정 사용법을 준수하는 것이 안전하고 효과적인 활용을 위해 중요하죠.

과민성 대장 증후군 증상 완화에는 캐러웨이, 코리앤더, 라벤더 오일의 블렌딩이 효과적인 것으로 밝혀졌습니다. 캐러웨이 오일은 방풍 효과로 소화관 내 가스를 줄여 복부 팽만감과 불편감을 해소합니다. 코리앤더 오일은 항경련 및 항염증 특성으로 장을 안정시키고 경련과 통증을 완화하죠. 라벤더 오일은 과민성 대장 증후군 증상을 촉발하는 스트레스와 불안을 낮추고 소화기계를 이완시켜 복부 불편감을 가라앉히는 데 도움을 줍니다.

　이처럼 블렌드 오일은 개별 오일의 효능이 시너지를 일으켜 과민성 대장 증후군의 다양한 증상을 종합적으로 관리하는 데 효과적입니다. 캐러웨이 오일로 가스와 팽만감을 줄이고, 코리앤더 오일로 경련을 완화하며, 라벤더 오일로 스트레스와 불안을 해소하는 식이죠. 실제 프랑스의 여러 사례연구에서 이들 블렌드 오일 사용 시 과민성 대장 증후군 증상이 크게 개선되었다고 보고되기도 했습니다. 따라서 과민성 대장 증후군 관리를 위해 기존 치료법과 더불어 캐러웨이, 코리앤더, 라벤더 블렌드 에센셜 오일을 병행하는 것도 효과적인 방법이 될 수 있습니다.

프랑스에서는 오레가노, 타임, 레몬그라스 등의 에센셜 오일이 균형 잡힌 장내 환경 조성과 소화기 건강 증진에 기여하는지도 광범위하게 연구되었습니다. 이들 오일에는 소화기 질환 예방과 장내 유익균 증식에 도움이 되는 항균 특성이 있는 것으로 밝혀졌죠. 우선 **오레가노 오일**은 카르바크롤과 치몰 같은 항균 및 항산화 성분으로 장 건강 개선과 소화기 질환 예방 효과가 입증되었습니다. 돼지 대상 연구에서는 장내 미생물 구성을 조절해 유익균은 늘리고 병원성 세균은 줄이는 것으로 나타났죠. 장벽 기능 향상, 염증 감소, 유익균 증식 촉진 등을 통해 소화기 건강을 높이고 질환 발생률을 낮추는 효과도 확인되었습니다. **타임 오일** 역시 항균 성분인 치몰 덕분에 균형 잡힌 장내 환경 조성에 기여하는 것으로 연구되었습니다. 소장 내 미생물 군집에 변화를 일으켜 유익한 장내 균총 형성을 돕죠. 토끼 대상 연구에서는 장 건강에 긍정적인 영향을 미치는 것으로 밝혀졌습니다. **레몬그라스 오일**에는 항균 및 항염증 효과가 있는 시트랄 성분이 포함되어 있습니다. 병원성 세균의 성장을 억제해 소화기 질환을 예방하고, 장내 염증을 줄여 균형 잡힌 장내 미생물 환경 조성을 돕는 것으로 나타났죠.

이렇듯 프랑스 연구진들은 오레가노, 타임, 레몬그라스 오일이 균형 잡힌 장내 환경을 만들고 소화기 건강을 증진하는 데 기여할 수 있음을 발견했습니다. 이들의 항균 특성이 소화기 질환을 예방하고 유익균 증식을 북돋우는 데 도움이 된다는 것이죠. 다만 인체에 대한 영향을 완전히 이해하려면 추가 연구가 필요한 상황입니다. 하지만 현재까지의 연구 결과는 이 오일들이 건강한 식습관과 생활 방식을 보완하는 데 가치 있는 역할을 할 수 있음을 시사하고 있습니다. 소화기 건강 증진을 위해 일상에서 오레가노, 타임, 레몬그라스 에센셜 오일을 활용해보는 것도 좋은 방법이 될 수 있겠죠. 올바른 사용법으로 균형 잡힌 장내 환경과 건강한 소화기관을 되찾는 데 도움이 되길 바랍니다.

프랑스 임상연구에서 확인된 에센셜 오일의 소화기 질환 치료 효능은 국내 아로마테라피 발전에도 좋은 참고가 될 것입니다. **소화 불량과 과민성 대장 증후군 같은 흔한 소화기 증상을 해소하는 데 도움이 되는 것으로 입증된 페퍼민트, 진저, 펜넬, 캐러웨이, 코리앤더, 라벤더 오일**의 활용 방안을 모색해볼 수 있겠죠. 또한 **오레가노, 타임, 레몬그라스 오일처럼 장내 환경 개선**을 통해 소화기 건강 증진에 기여할 수 있는 오일의 효능을 추가로 연구하고 검증하는 것도 의미 있는 과제가 될 것입니다.

물론 에센셜 오일을 질병 치료에 활용할 때는 의사의 진단과 처방, 전문가의 지도가 필수적입니다. 아로마테라피가 기존 치료법을 대체하기보다는 보완하는 요법으로 자리매김하는 게 바람직하죠. 하지만 프랑스의 사례에서 볼 수 있듯 철저한 연구와 검증을 거쳐 그 효능이 입증된다면, 에센셜 오일은 소화기 건강 증진에 기여하는 자연 치유 요법으로서 충분한 가치와 잠재력을 지니고 있습니다. 따라서 국내에서도 소화기 질환과 관련하여 에센셜 오일의 치료 효능을 입증하는 연구를 활성화하고, 전문 인력을 양성하며, 의료계와의 소통과 협력을 강화해나가는 노력이 필요할 것으로 보입니다. 이를 통해 프랑스 아로마테라피의 성과를 국내 실정에 맞게 접목하고 발전시켜 나간다면, 보다 많은 이들이 에센셜 오일의 자연 치유력으로 소화기 건강을 되찾고 삶의 질을 높일 수 있을 것입니다.

　소화기 질환으로 고민하는 분들이 늘어나는 요즘, 프랑스 임상연구를 통해 확인된 에센셜 오일의 효능은 희망적인 대안이 될 수 있습니다. 페퍼민트, 진저, 펜넬 오일로 소화 불량 증상을 해소하고, 캐러웨이, 코리앤더, 라벤더 블렌드 오일로 과민성 대장 증후군을 관리하며, 오레가노, 타임, 레몬그라스 오일로 장내 환경을 개선하는 등 에센셜 오일을 일상에 활용하는 방법은 다양합니다. 물론 정확한 진단과 올바른 사용법이 전제되어야 하겠지만, 아로마테라피가 소화기 건강 증진에 기여할 수 있는 자연 요법으로 자리매김한다면 고통받는 이들에게 큰 도움이 될 것입니다. 이를 위해서는 프랑스의 임상 결과를 토대로 한 국내 연구 활성화, 전문 인력 양성, 의료계와의 협력 강화 등이 요구됩니다. 에센셜 오일의 효능을 과학적으로 입증하고 안전하게 활용하기 위한 노력이 선행되어야 할 것이죠. 향후 우리나라에서도 에센셜 오일의 자연 치유력이 소화기 건강 증진에 기여할 수 있기를, 그리하여 소화기 질환으로 고민하는 분들이 건강한 일상을 되찾을 수 있기를 희망해봅니다.

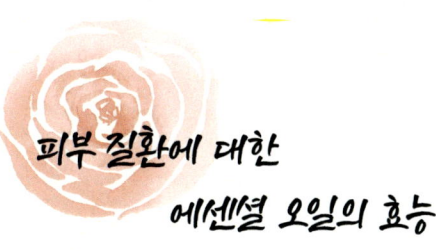

피부 질환에 대한
에센셜 오일의 효능

프랑스 임상 연구 결과에 따르면 에센셜 오일이 여드름, 아토피 피부염, 건선 등 다양한 피부 질환에 효과가 있는 것으로 나타났습니다. 저는 아로마테라피스트로서 이러한 연구 결과에 큰 관심을 가지고 있으며, 에센셜 오일이 기존의 치료법을 보완할 수 있는 자연 친화적인 대안이 될 수 있다고 생각합니다.

여드름 관리에 가장 효과적인 에센셜 오일 중 하나는 티트리 오일입니다. 프랑스 임상 연구에서 티트리 오일의 항균 및 항염 특성이 잘 입증되었는데, 이는 기존의 여드름 치료법에 대한 자연스러운 대안으로 주목받고 있습니다. Journal of Clinical and

각 에센셜 오일의 특성과 피부질환에 대한 효능

피부질환	에센셜 오일 종류	주요 특성	효능
여드름	티트리 오일	항균, 항염	여드름 원인균 억제, 염증 완화
건조한 피부	라벤더 오일	진정, 보습, 항염	피부 보습, 자극 완화
주사피부염	캐모마일 오일	진정, 항염	염증 감소, 홍조 완화
피부 가려움증	페퍼민트 오일	냉각, 진정	가려움증 완화, 상쾌함 제공
피부염	유칼립투스 오일	항염, 항균	염증 감소, 피부 재생 촉진
흉터 개선	로즈힙 오일	피부 재생, 보습	흉터 완화, 피부 재생
진정 및 회복	카렌듈라 오일	진정, 항염	피부 진정, 상처 치유
주름 예방	로즈 오일	항산화, 보습	주름 예방, 탄력 증진
색소 침착 개선	레몬 오일	미백, 항산화	색소 침착 완화, 피부 톤 개선
세포 재생 촉진	프랑킨센스 오일	세포 재생, 항산화	피부 재생 촉진, 노화 방지
염증성 질환	베르가못 오일	항염, 진정	염증 완화, 붉은기 감소
피부 감염 예방	레몬그라스 오일	항균, 항산화	감염 예방, 피부 정화
벌레 물림	시트로넬라 오일	해충 기피, 항균	벌레 물림 예방, 염증 완화
피부 노화 방지	제라늄 오일	항산화, 진정	피부 노화 방지, 세포 재생
자외선 손상	캐롯 시드 오일	항산화, 재생 촉진	자외선 손상 보호, 피부 재생

Aesthetic Dermatology에 게재된 한 연구에 따르면, 티트리 오일 젤이 기존 치료법에 비해 부작용이 적으면서도 여드름 병변을 효과적으로 감소시키는 것으로 나타났습니다. 또 다른 의학 저널의 연구에서는 티트리 오일이 박테리아와 싸우고 염증을 줄이는 능력으로 인해 자연 여드름 치료제로서의 잠재력을 보여주었습니다.

라벤더 오일 역시 여드름과의 싸움에서 희망적인 결과를 보여주었습니다. Cosmetics 저널에 실린 연구에 따르면, 호호바 오일을 캐리어로 사용한 3%의 티트리 오일과 2%의 라벤더 오일 조합이 여드름 관련 특성, 즉 P. acnes 및 인체 피부 병원체의 수를 현저히 개선한 것으로 나타났습니다. 이러한 에센셜 오일의 시너지 효과는 여드름 관리에 있어 부드럽지만 효과적인 접근 방식을 제공합니다.

티트리와 라벤더 외에도 다른 에센셜 오일들이 여드름 치료에 잠재력을 보여주었습니다. Cosmetics 저널의 한 연구에서는 오렌지와 스위트 바질 에센셜 오일을 각질 용해제와 함께 사용했을 때, 여드름 병변 치유가 75% 개선되는 결과를 얻었습니다. 이는 다양한 에센셜 오일이 다른 천연 성분과 함께 사용될 때 여드름 관리에 유익할 수 있음을 시사합니다.

아토피 피부염의 경우, 프랑스 연구자들은 특정 에센셜 오일의 항염증 및 가려움증 완화 특성에 주목해 왔습니다. 특히 독일 카모마일과 헬리크리섬은 이 만성 피부 질환의 증상을 완화시킬 수 있는 잠재력으로 인해 관심을 받고 있습니다.

2023년에 발표된 한 연구에서는 자신의 에센셜 오일에 민감한 환자들을 대상으로 에센셜 오일 패치 테스트 시리즈의 임상적 특성과 민감도를 분석했습니다. 연구에는 주로 여성으로 구성된 42명의 알레르기성 접촉 피부염 ACD 환자가 포함되었습니다. 결과에 따르면 71%의 환자가 향료 블랜딩물 I 또는 II에 대해 양성 패치 테스트를 보인 반면, 9명의 환자는 에센셜 오일 시리즈에만 반응했고, 4명은 개인 에센셜 오일에만 반응했습니다. 이는 에센셜 오일을 아토피 피부염에 사용할 때 패치 테스트의 중요성과 개인의 민감도를 이해하는 것이 중요함을 강조합니

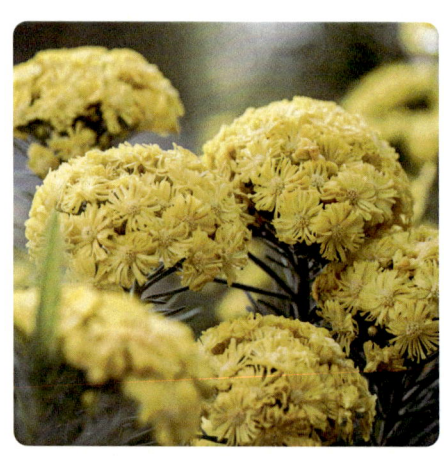

헬리크리섬

다. 또 다른 연구에서는 피부 노출에 초점을 맞추어 프랑스 일반 인구 집단 사이에서 아로마테라피의 사용 패턴을 평가했습니다. 이 연구는 에센셜 오일 사용의 보편성과 알레르기성 접촉 피부염과 같은 잠재적 위험을 강조했습니다. 에센셜 오일의 안전한 사용에 대한 적절한 교육은 이러한 위험을 최소화하는 데 매우 중요합니다.

헬리크리섬 에센셜 오일은 소비자 제품의 에센셜 오일로 인한 알레르기성 접촉 피부염 사례에서 흔한 알레르겐으로 확인되었습니다. 반면에 독일 카모마일은 아토피 피부염 증상 관리에 도움이 될 수 있는 항염증 및 진정 특성에 대해 연구되어 왔습니다. 이러한 오일들이 치료 잠재력을 보여주고 있지만, 자격을 갖춘 아로마테라피스트나 의료 전문가의 지도 아래 주의 깊게 사용해야 합니다.

건선은 에센셜 오일에 대한 프랑스 임상 연구의 또 다른 초점이 되는 만성 피부 질환입니다. 베르가못과 프랑킨센스 오일은 건선과 관련된 인설, 붉은 반점, 가려움증을 줄이는 데 효과가 있는 것으로 나타났습니다. **베르가못 오렌지** Citrus bergamia 의 껍질에서 추출한 베르가못 오일은 항염증 및 살균 특성을 가지고 있어 건선 증상을 완화시키는 유망한 후보로 주목받고 있습니다. 베르가못 오일은 면역 반응을 조절하고 상처 치유를 촉진하여 염증을 줄이고 피부 건강을 개선하는 것으로 밝혀졌습니다. Boswellia 나무의 수지에서 얻은 **프랑킨센스 오일**은 오랜 역사 동안 항염증 및 살균 특성으로 전통적으로 사용되어 왔습니다. 프랑스 임상 연구 결과에 따르면 프랑킨센스 오일은 친염증성 사이토카인의 생성을 억제하고 콜라겐 합성을 촉진하여 건선 환자의 염증을 줄이고 피부 건강을 개선할 수 있습니다. **티트리, 라벤더, 카모마일** 등의 다른 에센셜 오일도 건선 증상 관리에 잠재력을 보여주었습니다. 티트리 오일의 항균, 항바이러스, 항진균 특성은 감염을 예방하고 염

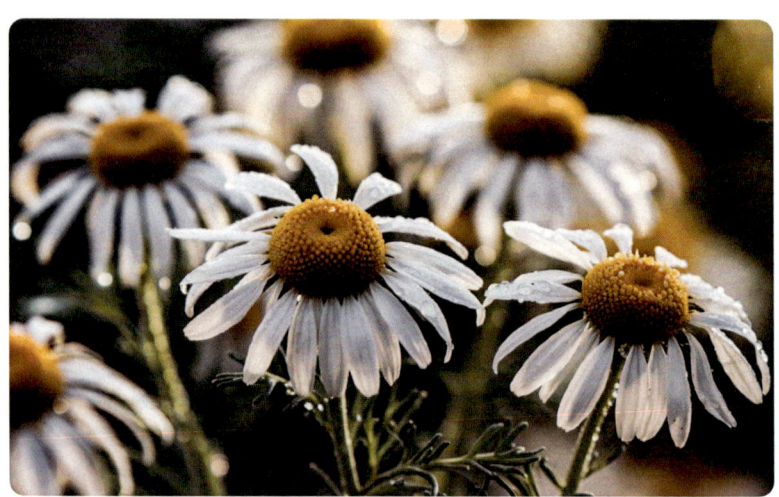

캐모마일

증을 줄이는 데 도움이 될 수 있으며, 라벤더와 카모마일 오일은 붉은 반점과 자극을 줄일 수 있는 항염증 및 진정 효과를 제공합니다. 에센셜 오일은 건선 증상을 관리하는 자연스럽고 효과적인 방법이 될 수 있지만, 안전하게 사용하는 것이 중요합니다. 에센셜 오일은 고농축되어 있어 적절히 희석하지 않으면 피부 자극이나 알레르기 반응을 일으킬 수 있습니다. 에센셜 오일을 피부에 바르기 전에 항상 캐리어 오일로 희석하고, 건선 치료 계획에 포함시키기 전에 의료 전문가와 상의하는 것이 좋습니다.

결론적으로, 프랑스 임상 연구는 여드름, 아토피 피부염, 건선 등의 피부 질환 관리에 있어 에센셜 오일의 효능에 대한 귀중한 통찰력을 제공했습니다. 티트리, 라벤더, 베르가못, 프랑킨센스과 같은 오일이 유망한 결과를 보여주었지만, 자격을 갖춘 전문가의 지도 아래 주의 깊게 사용해야 합니다. 아로마테라피스트로서 저는 이러한 피부 질환에 대한 보완 치료법으로서 에센셜 오일의 잠재력에 큰 기대를 걸고 있으며, 앞으로도 에센셜 오일의 효능을 안전하고 효과적으로 활용할 수 있는 방안을 모색하는 연구가 지속되기를 기대합니다.

통증 및 염증성 질환에 대한 에센셜 오일의 효능

통증과 염증성 질환에 천연 치유제로 주목받는 에센셜 오일의 효능에 대해 프랑스의 사례를 통해 살펴보겠습니다. 두통, 관절염, 근육통 등 다양한 통증과 염증 질환에 에센셜 오일이 어떤 임상적 효과를 나타내는지 알아보는 것이 이번 장의 목적입니다.

에센셜 오일은 통증과 염증의 근본 원인을 타겟으로 하여 전인적 치유 접근법을 제공하며, 이는 단순한 증상 관리 이상의 효과를 가져다줍니다. 이러한 향기로운 화합물의 치료 특성을 활용함으로써 우리는 신체의 선천적 치유 메커니즘을 이용하여 균형, 이완, 회복을 촉진할 수 있습니다.

통증과 염증 관리에 있어 에센셜 오일의 효능을 보여주는 가장 설득력 있는 사례 중 하나는 페퍼민트 오일의 사용입니다. 이 상쾌하고 활기를 주는 오일은 국소적으로 바를 때 시원하고 따끔거리는 느낌을 주어 통증과 불편함을 완화하는 데 도움을 줍니다. 페퍼민트 오일의 주요 구성 성분인 멘톨은 신체의 통증 수용체와 상호 작용하여 통증 반응을 조절하고 통증 인식을 감소시키는 역할을 하는 것으로 여겨집니다.

통증 완화 특성 외에도 페퍼민트 오일은 항염증 효과가 있는 것으로 밝혀져 관절염과 근육통 관리에 유용한 도구로 활용됩니다. 염증이 있는 부위의 염증을 줄임으로써 페퍼민트 오일은 치유를 촉진하고 전반적인 기능을 개선하여 개인이 삶의 질을 회복할 수 있도록 돕습니다.

통증 관리 분야에서 상당한 주목을 받고 있는 또 다른 에센셜 오일은 라벤더 오일입니다. 이 부드럽고 진정 효과가 있는 오일은 특히 어린이의 통증 인식에 깊은 영향을 미치는 것으로 나타났습니다. 한 연구에 따르면 편도선 절제술 후 어린이의 통증을 줄이는 데 라벤더 에센셜 오일이 효과적이었으며, 이로 인해 아세트아미노펜의 일일 복용량을 줄일 수 있었습니다. 이 결과는 원치 않는 부작용을 동반할 수 있는 전통적인 진통제의 안전하고 효과적인 대안으로서 라벤더 오일의 잠재력을 강조합니다.

라벤더 오일의 항염증 특성 또한 잘 알려져 있어 관절염과 근육통 관리에 귀중한 도구로 사용됩니다. 염증이 있는 부위의 염증을 감소시킴으로써 라벤더 오일은 치유를 촉진하고 전반적인 기능을 향상시켜 개인이 이동성과 자립성을 되찾을 수 있도록 돕습니다.

페퍼민트와 라벤더 오일 외에도 진저 오일은 통증 및 염증과의 싸움에서 강력한 동맹군으로 떠오르고 있습니다. 따뜻하고 매운 맛이 나는 이 오일은 진통, 통증 수용체 차단, 염증 감소 등 여러 가지 치료 특성을 가진 것으로 밝혀졌습니다. 진저 오일의 항산화 효과 또한 산화 스트레스와 염증을 감소시켜 전반적인 통증 완화에 기여하는 것으로 주목받고 있습니다.

그러나 통증 및 염증성 질환 관리에 에센셜 오일을 사용하는 것은 개별 오일에만 국한되지 않습니다. 실제로 가장 효과적인 접근 방식은 종종 개인의 특정 요구 사항에 맞춰 조정할 수 있는 블렌드 사용을 포함합니다. 서로 다른 오일의 치료 특성을 블렌딩함으로써 아로마테라피스트는 치료의 전반적인 효능을 높이는 데 도움이 되는 강력한 시너지 효과를 만들어낼 수 있습니다.

통증 및 염증 관리에 에센셜 오일 블렌드를 사용한 사례로는 골관절염 치료가 있습니다. 프랑스의 두 요양원에서 실시된 한 연구에서는 무릎 골관절염이 있는 90명의 노인을 아로마테라피, 마사지, 대조군의 세 그룹으로 나누었습니다. 아로마테라피 그룹은 블랙시드 캐리어 오일에 로즈마리와 진저 에센셜 오일을 추가한 블랜딩물로 마사지를 받았습니다. 연구 결과 아로마테라피 그룹이 마사지 및 대조군에 비해 통증 점수가 낮고 삶의 질 점수가 높은 것으로 나타나 이 고통스러운 질병 관리에 있어 에센셜 오일 블렌드의 잠재력을 강조했습니다.

에센셜 오일이 통증 및 염증 관리에서 유망한 또 다른 영역은 두통 및 편두통 치료입니다. 특히 라벤더 오일은 편두통의 흔한 유발 요인인 스트레스 관리에 효과적인 것으로 밝혀졌습니다. 취침 전 발바닥에 라벤더 오일을 바르면 수면의 질이 향상되어 편두통 관리에도 도움이 됩니다.

페퍼민트 오일 또한 머리와 목의 근육 수축을 억제하는 시원한 효과 덕분에 긴장성 두통 치료에 효과적인 것으로 나타났습니다. 관자놀이와 이마에 페퍼민트 오일을 마사지하면 근육을 이완시키고 영향을 받은 부위로의 혈류를 개선하여 긴장성 두통 완화에 도움을 줄 수 있습니다.

바질 오일은 편두통 관리에서 유망한 효과를 보이는 또 다른 에센셜 오일입니다. 8시간마다 국소적으로 바질 오일을 바르면 편두통의 빈도와 강도가 감소하는 것으로 나타났습니다. 이러한 효과는 바질 오일이 편두통과 관련된 신경성 염증과 통증 민감도를 감소시키는 능력 때문인 것으로 여겨집니다.

두통 및 편두통 관리에 효과적인 것으로 밝혀진 다른 에센셜 오일로는 카모마일 오일과 로즈마리 오일이 있습니다. 카모마일 오일은 진정 효과로 알려져 있으며 이완과 수면의 질 개선에 도움을 줄 수 있고, 로즈마리 오일은 통증 완화에 효과적입니다.

에센셜 오일을 통증 및 염증성 질환 관리에 사용하는 것은 유망하지만 이러한 천연 치료제는 주의해서 사용해야 합니다. 에센셜 오일은 고농축되고 강력한 물질로 부적절하게 사용할 경우 부작용을 일으킬 수 있습니다. 특히 기저 질환이 있거나 약물을 복용 중인 경우 에센셜 오일을 사용하기 전에 훈련된 아로마테라피스트나 의료 전문가와 상담하는 것이 중요합니다.

에센셜 오일을 사용할 때는 코코넛 오일이나 호호바 오일 같은 캐리어 오일로 희석하여 피부 자극을 방지해야 합니다. 에센셜 오일을 절대 희석하지 않은 상태로 피부에 바르면 안 되며, 이는 민감화와 기타 부작용을 일으킬 수 있습니다. 또한 안전성과 효능을 보장하기 위해 평판이 좋은 출처에서 고품질의 순수 에센셜 오일을 사용하는 것도 중요합니다.

결론적으로 통증 및 염증성 질환 관리에 에센셜 오일을 사용하는 것은 연구와 실천이 유망한 분야입니다. 페퍼민트, 라벤더, 진저 등의 오일이 지닌 치료 특성을 통해 아로마테라피스트는 두통, 관절염, 근육통과 같은 고통스러운 질병으로부터 개인이 완화를 찾도록 도울 수 있습니다. 이러한 천연 치료제의 힘을 활용함으로써 우리는 치유, 균형, 전반적인 안녕을 증진하여 개인이 삶의 질을 회복하고 최상의 삶을 살 수 있도록 도울 수 있습니다. 한국인 아로마테라피스트로서 저는 통증 및 염증 관리에 에센셜 오일의 잠재력을 계속 탐구하고, 자연적이고 전인적인 치유 접근법을 모색하는 다른 이들과 제 지식과 전문성을 공유하게 되어 기쁩니다.

정신 건강 및 스트레스 관련 증상에 대한 에센셜 오일의 효능

에센셜 오일의 마음 건강 개선 효과는 프랑스 임상 사례를 통해 잘 입증되고 있습니다. 연구 결과에 따르면, 에센셜 오일은 특히 불안, 우울증, 불면증 관리에 있어 그 치료적 가치를 확인할 수 있습니다. 이러한 천연 치료제의 진정 및 기분 향상 효과는 정신적 웰빙을 위한 전체론적 접근법을 추구하는 사람들에게 인기 있는 선택이 되고 있습니다.

라벤더 에센셜 오일은 정신 건강을 위한 아로마테라피 분야에서 선두주자로 떠오르고 있습니다. 라벤더 오일의 진정 효과는 불안 증상을 현저히 감소시키고, 전반적인 웰빙을 개선하며, 삶의 질을 향상시키는 것으로 나타났습니다. 라벤더 오일을 흡입하는 것은 불안 장애가 있는 개인을 진정시키는 데 효과적인 것으로 입증되었으며, 경구용 라벤더 오일 제제를 국소 적용하는 것은 기존의 항불안제와 유사한 결과를 보여주었습니다. 라벤더 오일은 불안 완화 효과 외에도 수면의 질 향상에 주목할 만한 이점을 보여주었습니다. 잠들기 전에 라벤더 오일을 흡입하는 것은 수면 시간을 개선하고, 수면 방해를 줄이며, 더 편안하고 상쾌한 숙면을 촉진하는 것으로 밝혀졌습니다. 이러한 효과는 노인, 산모, 대학생 등 다양한 인구 집단에서 관찰되었습니다.

베르가못 에센셜 오일 또한 우울증 및 스트레스와의 싸움에서 강력한 동맹으로 부상했습니다. 프랑스의 임상 연구는 경증에서 중등도의 우울증 및 스트레스 관련 장애 환자에서 베르가못 에센셜 오일 아로마테라피의 기분 향상 및 스트레스 감소 효과를 강조했습니다. 베르가못 오일을 흡입하는 것은 긍정적인 감정을 향상시키고, 우울증 증상을 완화하며, 산후 우울증 여성의 기분을 개선하는 것으로 나타났습니다. 베르가못 오일의 스트레스 감소 특성은 코르티솔 수치 감소, 수면의 질 향상, 불안 증상 감소 등으로 입증되었습니다. 베르가못 에센셜 오일의 접근성과 사용 편의성은 정신 건강 문제 관리를 위한 유망한 보완 요법으로 자리매김하고 있습니다.

정신적 웰빙을 촉진하는 에센셜 오일의 효능은 시너지 효과를 내는 블렌드에서 더욱 증폭됩니다. 프랑스 아로마테라피스트들은 다양한 에센셜 오일의 치료 특성을 활용하여 특정 효과를 달성하는 전문 포뮬레이션을 개발했습니다. 라벤더, 베르가못, 일랑일랑, 프랑킨센스는 이러한 블렌드에 사용되는 주요 오일 중 하나로, 각각 고유한 이점을 제공합니다. 라벤더는 진정 및 이완 특성을 가져오고, 베르가못은 정신을 고양하고 상쾌하게 만듭니다. 일랑일랑은 평온함을 증진시키고, 프랑킨센스는 불안과 스트레스를 줄입니다. 이러한 시너지 효과를 내는 블렌드는 임상 현장에서 이완, 정서적 균형 및 전반적인 정신적 웰빙을 촉진하는 데 성공적으로 적용되었습니다.

에센셜 오일을 정신 건강에 사용하는 것은 주의사항이 없는 것은 아닙니다. 일반적으로 건강한 성인에게는 안전하지만, 임신 또는 수유 중인 여성, 호르몬 민감성 암 환자, 수술을 앞둔 사람 등 특정 그룹은 에센셜 오일 사용 전에 주의를 기울이거나 의료 전문가와 상담해야 합니다. 또한 사용되는 오일의 품질과 순도를 확인하는 것이 중요한데, 불순물이 함유되었거나 품질이 낮은 제품은 원하는 치료 효과를 얻지 못할 수 있기 때문입니다.

정신 건강 문제가 점점 더 만연해지는 세상에서 에센셜 오일의 치료적 가치는 과소평가될 수 없습니다. 프랑스 임상 사례 연구는 이러한 천연 치료제가 불안 감소, 우울증 완화, 수면 개선에 효과가 있다는 설득력 있는 증거를 제공했습니다. 라벤더와 베르가못 같은 에센셜 오일의 기분 향상 및 스트레스 감소 효과와 시너지 효과를 내는 블렌드의 힘은 정신적 웰빙 관리를 위한 유망한 보완적 접근법을 제시합니다. 우리가 현대 생활의 복잡성을 헤쳐 나가면서, 아로마테라피의 영원한 지혜를 받아들이는 것이 더 큰 정서적 균형과 내면의 평화를 얻는 열쇠가 될 수 있습니다.

에센셜 오일의 치유력을 활용하면 우리의 정신 건강을 개선하고 스트레스 관련 증상을 효과적으로 관리할 수 있습니다. 프랑스의 임상 연구 결과는 아로마테라피가 불안, 우울증, 불면증 등의 문제 해결에 도움이 된다는 사실을 뒷받침하고 있으며, 이는 한국에서도 정신 건강 증진을 위한 대안적 방법으로 주목받고 있습니다. **특히 라벤더와 베르가못 에센셜 오일은 진정 효과와 기분 향상 효과가 뛰어나** 임상에서 많이 사용되고 있습니다. 이 오일들은 불안과 우울 증상을 완화하고, 수면의 질을 개선하며, 전반적인 웰빙 향상에 도움을 줍니다. 또한 여러 에센셜 오일을 블렌딩하여 시너지 효과를 낼 수 있는데, 이는 개인의 특성과 증상에 맞춤화된 아로마테라피 적용을 가능하게 합니다. 다만 에센셜 오일 사용 시 주의사항을 숙지하고, 전문가의 지도를 받는 것이 중요합니다. 임신부나 수유부, 특정 질환이 있는 경우에는 사용에 제한이 있을 수 있으므로 사전에 확인이 필요합니다. 또한 품질이 검증된 순수 에센셜 오일을 사용해야 안전하고 효과적인 치료 결과를 기대할 수 있습니다.

현대인들은 스트레스와 정신적 피로에 시달리는 경우가 많은데, 이럴 때 아로마테라피를 통해 심신의 균형을 되찾고 삶의 질을 높일 수 있습니다. 프랑스의 사례에서 볼 수 있듯이, 에센셜 오일은 정신 건강 관리에 있어 효과적인 도구로 활용될 수 있습니다. 한국에서도 아로마테라피에 대한 관심이 높아지고 있는 만큼, 앞으로 더 많은 연구와 임상 적용을 통해 에센셜 오일의 치유 효과를 입증하고 보편화할 수 있기를 기대합니다. 우리의 일상에 아로마테라피를 접목시킴으로써 마음의 평화와 행복을 되찾고, 보다 건강한 삶을 영위할 수 있을 것입니다.

프랑스 병원 및 클리닉에서의
메디컬 아로마테라피 활용 사례 I

프랑스의 병원과 클리닉에서는 아로마테라피를 보완대체의학으로 인정할 뿐만 아니라, 다양한 임상 현장에서 환자들의 건강 증진을 위해 에센셜 오일을 처방하고 있습니다. 이러한 프랑스의 메디컬 아로마테라피 사례는 질병의 예방과 치료에 에센셜 오일을 활용하는 방법과 그 효과를 구체적으로 보여주고 있어, 한국에서도 아로마테라피를 발전시키는 데 있어 중요한 참고가 될 것입니다. 먼저, **프랑스의 종양학과에서는 암 환자의 치료 과정을 지원하기 위해 아로마테라피를 보완요법으로 도입**하고 있습니다. 리옹의 레옹 베라르 암 센터 Leon Berard Cancer Center는 화학요법과 면역요법으로 인한 증상을 관리하는 데 아로마테라피의 잠재적 이점을 인식하고, 통합 치료 경로의 일부로 환자를 아로마테라피에 의뢰하는 체계적인 절차를 마련했습니다. 또한, 구스타브 루시 종양학 연구소 Gustave Roussy Institute of Oncology는 통합적인 "Mieux Vivre – MyCare Program"의 일환으로, 보완대체의학 전담 부서를 통해 아로마테라피를 제공하고 있습니다. 이러한 이니셔티브는 가트포세 재단 The Gattefossé Foundation 과 같은 단체의 지원을 받고 있는데, 이 재단은 병원 환경에서 에센셜 오일의 임상 적용에 대한 인식을 높이고 연구를 지원하여 종양학 분야에서 환자 치료와 삶의 질 향상에 주력하고 있습니다. 프랑스 종양학과에서 아로마테라피를 사용할 때는 개인별 맞춤 접근 방식을 취하는 경우가 많습니다. 훈련된 아로마테라피스트가 환자의 요구와 선호도를 평가하여 맞춤형 에센셜 오일 블렌드를 만드는 것입니다. 선택된 오일은 환자의 상태와 치료 계획에 따라 흡입, 국소 도포 또는 확산과 같은 다양한 방법으로 투여될 수 있습니다. 이 상황에서 일반적으로 사용되는 에센셜 오일로는 **이완을 촉진하고 불안을 줄이는 라벤더, 상쾌하고 활력을 주는 것으로 알려진 페퍼민트, 화학요법과 관련된 메스꺼움과 구토를 완화하는 데 도움이 될 수 있**

는 진저 등이 있습니다. 아로마테라피를 암 치료에 통합하는 것은 신체적 증상을 다룰 뿐만 아니라 정서적 안녕을 지원하는 역할도 하는데, 에센셜 오일의 유쾌한 향기와 치료 특성이 어려운 시기에 편안함과 평온함을 제공할 수 있기 때문입니다.

다음으로, 프랑스의 산모 관리 현장에서는 조산사와 산부인과 의사들이 아로마테라피의 장점을 활용하여 분만, 출산 및 산후 회복이라는 산모의 변화 과정을 지원하고 있습니다. 신중하게 선택된 에센셜 오일의 사용은 점점 인기 있는 보완 요법이 되고 있으며, 이완을 촉진하고 통증을 완화하며 전반적인 출산 경험을 향상시키는 자연적이고 비침습적인 수단을 제공합니다.

진정 및 진통 특성으로 알려진 사랑받는 에센셜 오일인 라벤더는 프랑스 산모 관리 전문가들이 자주 사용하는 오일입니다. 라벤더의 부드러운 향기는 불안을 줄이고 평온함을 촉진하여 산모에게 더 평화로운 환경을 조성할 수 있습니다. 여성 건강에 오랫동안 사용되어 온 또 다른 에센셜 오일인 **클라리 세이지는 자궁 수축을 자극**하고 느리거나 장시간 진통 시 도움이 될 수 있는 능력으로 그 가치를 인정받고 있습니다. **안정감과 집중력을 주는 프랑킨센스**의 향기 또한 분만의 격렬한 순간에 스트레스를 줄이고 집중력을 높이는 데 도움이 되는 진정 분위기를 조성하는 데 흔히 사용됩니다.

에센셜 오일의 안전하고 효과적인 사용을 보장하기 위해 프랑스의 조산사와 산부인과 의사들은 엄격한 지침과 프로토콜을 따릅니다. 임신 37주 이상이고 다양한 분만 단계에 있는 여성은 아로마테라피 대상이 될 수 있습니다. 그러나 에센셜 오일에 알레르기가 있거나 특정 질병이 있는 경우에는 잠재적인 부작용을 방지하기 위해 제외됩니다. 오일은 국소 도포하거나 흡입하기 전에 반드시 캐리어 오일로 적절히 희석하여 산모의 민감한 피부에 적합하고 부드러운 농도가 되도록 합니다.

프랑스 산모 관리 현장에서 아로마테라피를 도입하는 것은 출산의 순간 자체를 넘어서는 의미가 있습니다. 에센셜 오일은 산후 회복 과정에서도 귀중한 역할을 할 수 있는데, 치유를 촉진하고 스트레스를 줄이며 이 변화의 시기 동안 산모의 정서적 안녕을 지원하는 데 도움이 될 수 있습니다. 아로마테라피의 사용은 항상 각 산모의 개별적인 요구를 평가하고 가장 적합한 에센셜 오일과 적용 방법을 추천할 수 있는 숙련된 전문가의 지도를 받습니다.

아로마테라피의 힘을 받아들임으로써 프랑스의 산모 관리

전문가들은 여성들에게 출산 경험을 향상시키고 신체적, 정서적 안녕을 지원할 수 있는 보완 도구를 제공하고 있습니다. 에센셜 오일을 출산이라는 신성한 공간에 통합하는 것은 새로운 생명을 세상에 내어놓는 과정 전체에 걸쳐 몸과 마음, 영혼을 함양하고 지지하는 전인적 돌봄의 중요성에 대한 인식이 커지고 있음을 반영합니다.

마지막으로, 프랑스 의학계에서는 급성 및 만성 통증 상태를 관리하기 위한 보완적 접근법으로 에센셜 오일의 사용이 가치 있는 것으로 대두되었습니다. 프랑스의 임상의들은 이러한 방향성 화합물이 불편함을 완화하고 치유를 촉진할 수 있는 잠재력을 인식하면서 통합 치료 계획에 아로마테라피를 포함시켜 왔습니다. 에센셜 오일의 약리학적, 치료적 특성을 강조하는 프랑스 아로마테라피 학파는 임상 현장에서 이러한 천연 치료제의 사용을 발전시키는 데 중요한 역할을 해왔습니다.

통증 관리에서 아로마테라피의 효과에 대한 주목할 만한 사례로는 수술 후 관리에 적용한 것을 들 수 있습니다. 프랑스에서 수행된 무작위 임상시험에서는 **라벤더 에센셜 오일을 흡입하면 급성 복부 수술 후 회복 중인 환자의 통증이 유의하게 감소한다**

프랑스 의료기관의 에센셜 오일 사용 현황

의료기관 분야	적용 분야	주요 사용 에센셜 오일
종양학과	암 환자 치료 보조	라벤더, 페퍼민트, 진저
산과	분만 통증 완화, 산후조리	라벤더, 클라리 세이지, 프랑킨센스
통증 클리닉	급성·만성 통증 관리	라벤더, 페퍼민트, 마조람, 유칼립투스
호흡기 치료	호흡기 개선 및 염증 완화	유칼립투스, 라벤더, 티트리
완화의료	환자 진정 및 삶의 질 향상	라벤더, 프랑킨센스, 캐모마일
정신건강	불안 및 스트레스 감소	베르가못, 라벤더, 프랑킨센스
피부과	상처 관리 및 염증 감소	라벤더, 로즈힙, 티트리
수술 후 회복	회복 촉진 및 통증 관리	로즈마리, 페퍼민트, 라벤더
면역 강화	면역력 증진 및 감염 예방	레몬, 유칼립투스, 티트리
노인 돌봄	기억력 증진 및 정서적 안정	로즈마리, 라벤더, 레몬
심혈관계 건강	혈압 및 혈류 개선	라벤더, 로즈마리, 진저
감염 예방	항균 및 항바이러스 작용	티트리, 유칼립투스, 레몬그라스
비뇨기과 치료	요로 감염 예방 및 통증 완화	베르가못, 로즈마리, 유칼립투스
내분비계 건강	호르몬 균형 유지	클라리 세이지, 제라늄, 로즈 오일
소화기 건강	소화 불량 및 복부 불편 완화	페퍼민트, 진저, 캐모마일

는 것이 입증되었습니다. 이 연구는 아로마테라피가 기존의 통증 관리 전략을 보완하고, 진통제에 대한 의존도를 줄이며, 환자의 편안함을 증진시킬 수 있는 비약물적 옵션을 제공할 수 있는 잠재력을 강조합니다.

중환자실, 종양학과, 완화 의료 시설, 외과 병동 등 프랑스 전역의 다양한 임상 환경에서 간호사와 의료 전문가들은 환자 간호 계획에 아로마테라피를 도입하고 있습니다. 개별 증상과 요구 사항을 평가함으로써 그들은 통증, 메스꺼움, 불안, 우울증과 같은 문제를 해결하기 위한 개인별 아로마테라피 프로토콜을 개발합니다. 에센셜 오일의 사용은 각 오일의 특정 치료 특성과 흡입 또는 국소 적용과 같은 가장 적절한 투여 방법을 고려하여 각 환자의 상태에 맞게 신중하게 조정됩니다.

프랑스 임상의들은 통증 관리에 에센셜 오일을 사용하는 것을 안내하기 위해 방대한 지식과 자원을 활용할 수 있습니다. 100가지 에센셜 오일의 특성과 적용 방법을 상세히 설명한 종합 가이드와 같은 자료는 식물학, 품질 기준, 생화학, 독성뿐만 아니라 특정 치료 적응증에 대한 자세한 정보를 제공합니다. 이러한 심층적인 이해를 통해 의료진은 환자 결과를 최적화하기 위해 에센셜 오일을 선택하고 사용할 때 정보에 입각한 결정을 내릴 수 있습니다.

때로는 아로마테라피가 통증 완화 효과를 높이기 위해 마사지 등 다른 보완요법과 병행되기도 합니다. 암 환자의 통증 감소에서 아로마테라피 마사지의 효능에 대한 근거는 아직 불충분하지만, 프랑스 임상의들은 이러한 요법을 블랜딩하는 것의 잠재적 시너지 효과를 계속 모색하고 있습니다. 통증 관리에서 에센셜 오일의 작용 기전과 최적 적용을 완전히 이해하기 위해서는 추가 연구가 필요할 것입니다.

프랑스 통증 관리 현장에서 에센셜 오일을 통합하는 것은 환자 치료에 대한 전인적 접근법의 중요성에 대한 인식이 높아지고 있음을 반영합니다. 이러한 천연 화합물의 치료 잠재력을 활용함으로써 임상의들은 불편함을 완화하고, 이완을 촉진하며, 신체의 선천적 치유 과정을 지원할 수 있는 포괄적인 옵션을 환자에게 제공하고자 합니다. 아로마테라피 분야가 계속 발전하고 더 많은 연구가 수행됨에 따라 프랑스 의학에서 에센셜 오일은 통증 관리에서 점점 더 중요한 역할을 할 것으로 기대됩니다.

프랑스 의료계에서 아로마테라피를 활용하는 사례들을 살펴보면, 에센셜 오일이 환자의 치료와 건강 증진에 기여할 수 있는 잠재력을 확인할 수 있습니다. 종양학, 산모 관리, 통증 관리 등 다양한 임상 분야에서 아로마테라피를 보완 요법으로 도입함으로써 환자의 신체적, 정서적 안녕을 향상시키고 있습니다.

프랑스의 메디컬 아로마테라피 사례는 에센셜 오일의 치료 특성을 활용하여 환자 맞춤형 치료를 제공하는 방법을 보여줍니다. 전문 지식과 엄격한 프로토콜에 기반하여 에센셜 오일을 안전하고 효과적으로 사용함으로써 기존 치료를 보완하고 환자의 삶의 질을 높이는 데 기여하고 있습니다. 한국에서도 프랑스의 선례를 참고하여 아로마테라피를 의료 현장에 체계적으로 도입한다면, 환자 치료에 대한 통합적이고 전인적인 접근이 가능해질 것입니다. 아로마테라피에 대한 전문 교육 프로그램을 개발하고, 임상 연구를 지원하며, 의료진과 아로마테라피스트 간의 협력을 강화하는 등의 노력이 필요할 것입니다. 프랑스의 사례에서 배운 교훈을 바탕으로, 한국 의료계가 아로마테라피의 잠재력을 충분히 활용하여 환자 치료의 새로운 지평을 열어갈 수 있기를 기대합니다. 에센셜 오일의 치유력을 현대 의학과 조화롭게 블랜딩함으로써, 우리는 환자들에게 더욱 포괄적이고 인간 중심적인 의료 서비스를 제공할 수 있을 것입니다.

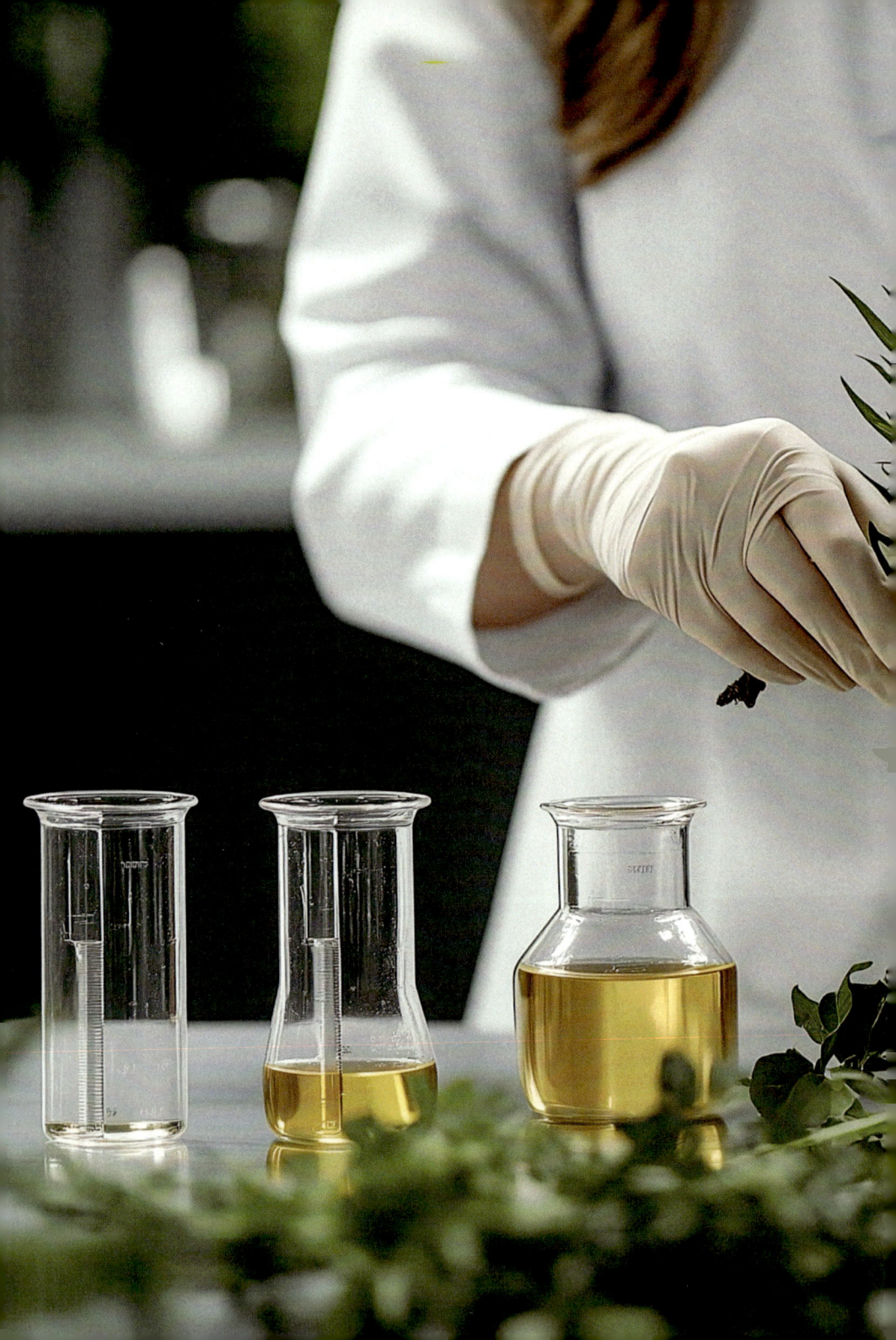

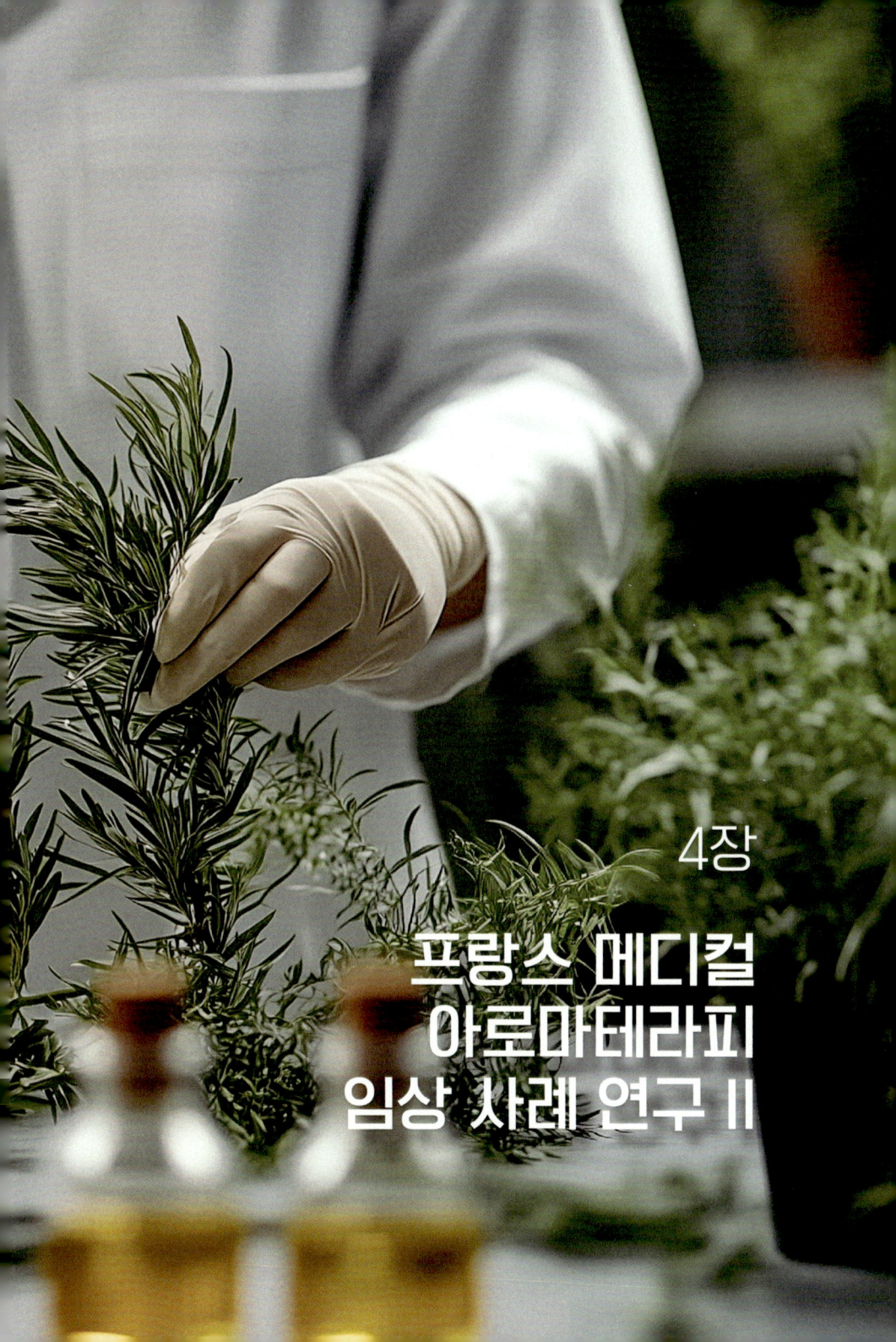

4장

프랑스 메디컬
아로마테라피
임상 사례 연구 II

여성 건강 관련 질환에 대한 에센셜 오일의 효능

에센셜 오일은 여성 건강 증진을 위한 자연 치유의 보고이며, 프랑스 임상 연구는 이를 뒷받침하는 귀중한 근거를 제시하고 있습니다. 프랑스 아로마테라피 전문가들은 월경전 증후군부터 폐경기 증상에 이르기까지 다양한 여성 건강 문제를 해결하는 데 에센셜 오일의 효능을 입증해 왔습니다. 이번 장에서는 이러한 연구 결과를 심도 있게 살펴보고, 여성의 삶 전반에 걸쳐 흔히 직면하는 건강 문제를 완화하는 데 특정 에센셜 오일이 어떻게 활용될 수 있는지 알아보겠습니다.

우리는 종종 후각의 힘을 과소평가하지만, 그것은 우리의 신체적, 정서적 웰빙에 깊은 영향을 미칠 수 있습니다. 식물의 다양한 부위에서 추출된 에센셜 오일은 농축된 휘발성 화합물을 함유하고 있어 우리의 몸과 마음에 놀라운 방식으로 작용합니다. **흡입하거나 피부에 도포할 때, 이러한 방향성 분자는 감정, 기억, 호르몬 반응을 조절하는 변연계를 자극할** 수 있습니다. 이러한 독특한 작용 기전은 여성 건강 문제를 특징짓는 **호르몬, 스트레스, 신체적 불편함의 복잡한 상호작용을 관리**하는 데 에센셜 오일을 귀중한 도구로 만듭니다.

가장 유망한 연구 분야 중 하나는 월경전 증후군 완화를 위한 에센셜 오일의 사용에 초점을 맞추고 있습니다. 프랑스 임상 연구에 따르면 클라리 세이지, 라벤더, 제라늄 오일이 기분 변화, 경련, 복부 팽만감 등 월경전 증후군 증상의 심각도를 크게 줄일 수 있는 것으로 나타났습니다. 특히 클라리 세이지 오일은 호르몬 변화를 균형 잡는 데 도움이 될 수 있는 에스트로겐 유사 화합물을 함유하고 있는 것으로 밝혀졌습니다. 폐경기 여성을 대상으로 한 연구에서는 클라리 세이지 오일을 흡입하면 코르티솔 수치가 현저히 감소하고 기분이 개선되어 월경전 증후군에도 잠재적인 이점이 있음을 시사했습니다.

널리 알려진 또 다른 에센셜 오일인 **라벤더 오일**은 진정 및 항불안 특성에 대해 광범위하게 연구되어 왔습니다. 스트레스와 불안이 월경전 증후군 증상의 흔한 유발 요인임을 감안할 때, 아로마테라피 실천에 라벤더 오일을 통합하는 것은 정서적 고통을 관리하는 효과적인 방법이 될 수 있습니다. 월경곤란증이 있는 여성을 대상으로 한 연구에서 라벤더 오일 아로마테라피가 월경통을 상당히 감소시키는 것으로 나타나 월경전 증후군 관련 경련 완화에도 효과가 있음을 시사했습니다.

제라늄 오일 또한 월경전 증후군 증상 관리에 있어 유망한 결과를 보여주었는데, 특히 호르몬 균형을 잡고 염증을 줄이는 능력 면에서 그러했습니다. 부드럽고 꽃향기 나는 향기는 마음과 몸에 진정 효과가 있는 것으로 알려져 있어 월경전 증후군 완화 프로토콜에 귀중한 추가 요소가 됩니다.

월경전 증후군를 넘어서 에센셜 오일은 폐경기 증상에 대한 자연 치료법으로도 연구되어 왔습니다. **안면홍조, 야간 발한, 질 건조증**은 이 전환기를 겪는 여성들의 가장 흔한 불편 사항 중 일부입니다. 페퍼민트 오일은 시원하고 활기를 주는 특성 덕분에 안면홍조와 야간 발한을 관리하는 잠재적 해결책으로 부상했습니다. 페퍼민트와 레몬 에센셜 오일을 사용한 아로마테라피 마사지와 관련된 프랑스 연구에서는 안면홍조와 야간 발한을 포함한 신체 증상이 상당히 개선된 것으로 나타났습니다.

　　클라리 세이지 오일은 폐경기 동안 특히 유익할 수 있는 호르몬 균형 효과로 다시 한 번 주목을 받고 있습니다. 코르티솔 수치를 낮추고 기분을 개선하는 능력은 이 시기에 흔히 동반되는 정서적 기복을 관리하는 데 있어 귀중한 도구가 됩니다. 또한 클라리 세이지 오일은 항우울 효과가 있는 것으로 나타나 기분 변화와 불안 완화에 그 사용을 뒷받침합니다.

　　질 건조증 관리를 위해 제공된 출처에서 로즈 에센셜 오일을 특별히 언급하지는 않았지만, 그 보습 및 진정 특성은 추가 연구를 위한 유망한 후보로 만듭니다. 다른 에센셜 오일과 마찬가지로 로즈 오일을 책임감 있게 사용하고 자격을 갖춘 아로마테라피스트의 지도 하에 사용하는 것이 중요합니다.

　　월경전 증후군와 폐경기를 넘어 프랑스 임상 연구는 에센셜 오일이 전반적인 생식 건강을 지원할 잠재력에 대해서도 연구했습니다. 예를 들어 **일랑일랑 오일**은 월경 주기를 조절하고 월경전 증후군 증상을 완화하는 데 도움이 되는 것으로 밝혀졌습니다.

이 발견은 불규칙한 주기가 많은 여성에게 스트레스와 불편함의 원인이 될 수 있다는 점에서 특히 중요합니다.

아로마테라피가 스트레스와 불안을 줄이는 데 도움이 될 수 있다는 연구 결과는 생식 건강에 부정적인 영향을 미치는 것으로 알려져 있어 에센셜 오일이 가임력 증진에 기여할 수 있음을 시사합니다. 특히 라벤더와 로즈 오일은 진정 효과로 인해 주목을 받아 수태에 더 유리한 환경을 조성하고 있습니다.

월경통은 에센셜 오일이 유망한 결과를 보여준 또 다른 분야입니다. 진통 및 항염 특성을 가진 라벤더와 클라리 세이지 오일은 월경 불편감을 효과적으로 줄이는 것으로 밝혀졌습니다. 이러한 오일을 스트레스 감소 아로마테라피 기법과 블랜딩함으로써 여성은 월경통의 신체적, 정서적 측면 모두에서 안도감을 찾을 수 있습니다.

지금까지 살펴본 바와 같이 프랑스 임상 연구는 다양한 여성 건강 문제에 대한 에센셜 오일의 효능에 관한 귀중한 통찰력을 제공해 왔습니다. 월경전 증후군와 폐경에서부터 생식 건강과 월경통에 이르기까지, 이러한 방향성 화합물은 웰빙에 대한 자연적이고 전체론적인 접근법을 제공합니다. 에센셜 오일을 일상적인 자기관리 의식에 통합함으로써 여성은 신체적, 정서적, 호르몬적 균형을 지원하기 위해 식물의 힘을 활용할 수 있습니다.

에센셜 오일은 매우 효과적일 수 있지만 주의해서 사용해야 하며 자격을 갖춘 아로마테라피스트의 지도 하에 사용해야 한다는 점을 명심해야 합니다. 적절한 희석, 피부 민감도 검사, 각 오일의 고유한 특성에 대한 이해는 안전하고 유익한 사용을 보장하는 데 필수적입니다.

우리가 아로마테라피와 여성 건강의 교차점을 계속 탐구함에 따라 에센셜 오일이 제공할 수 있는 것이 많다는 것은 분명합니다. 자연의 지혜와 프랑스 임상 연구의 통찰력을 받아들임으로써 우리는 여성들이 삶의 다양한 단계에 흔히 수반되는 어려움에서 벗어나 자신의 웰빙을 주도할 수 있도록 힘을 실어줄 수 있습니다. 올바른 지식과 도구만 있다면 에센셜 오일은 최적의 건강과 활력을 향한 여정에서 강력한 동맹군이 될 수 있습니다.

여성 건강을 위한 에센셜 오일과 블렌딩 레시피

에센셜 오일	효과가 있는 증상	주요 효능
라벤더	월경전 증후군, 생리통, 폐경기	통증 완화, 근육 이완, 수면 개선
클라리 세이지	생리통, 호르몬 균형	생리통 완화, 호르몬 균형, 스트레스 감소
제라늄	월경전 증후군, 호르몬 균형	호르몬 균형, 기분 개선, 피부 건강 지원
페퍼민트	생리통, 기분 개선	생리통 완화, 기분 개선, 활력 증진
로즈	월경전 증후군, 기분 개선, 폐경기	기분 개선, 스트레스 완화, 피부 탄력성 개선
캐모마일	생리통, 월경전 증후군	신경 안정, 생리통 완화, 월경전 증후군 완화
일랑일랑	폐경기, 월경전 증후군	감정 안정, 스트레스 완화, 기분 진정

대상 증상	사용 에센셜 오일 구성	혼합 비율	사용 방법
월경전 증후군 (PMS)	클라리 세이지(3방울), 제라늄(2방울), 라벤더(2방울)	캐리어 오일 10ml	– 아로마 디퓨저에 사용 – 복부 마사지
생리통 완화	페퍼민트(2방울), 클라리 세이지(3방울), 캐모마일(2방울)	캐리어 오일 10ml	– 복부 및 허리 마사지 – 온찜질 시 사용
폐경기 증상 완화	일랑일랑(3방울), 로즈(2방울), 라벤더(3방울)	캐리어 오일 10ml	– 목욕 시 사용 – 목, 어깨, 발바닥 마사지
기분 전환 및 안정	라벤더(3방울), 페퍼민트(2방울), 로즈(2방울)	캐리어 오일 10ml	– 디퓨저에 사용 – 손목, 목덜미에 소량 도포

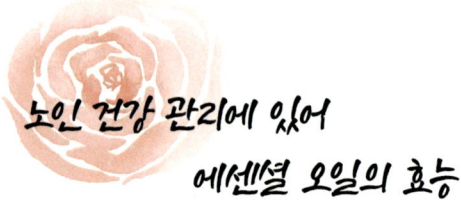

노인 건강 관리에 있어 에센셜 오일의 효능

　프랑스에서는 이미 오래전부터 노인 보건 관리에 아로마테라피를 적극 활용해 왔는데요. 치매, 관절염, 불면증 등 노년기를 힘들게 하는 고민들을 에센셜 오일로 해결하고 있다고 합니다. 지금부터 그 비밀을 하나씩 파헤쳐 보겠습니다.

　로즈마리와 페퍼민트의 상쾌한 내음을 맡고 있노라면 머릿속이 맑아지고 집중력이 높아지는 느낌이 듭니다. 실제로 이 오일들은 인지 기능 향상에 도움이 된다고 해요. **로즈마리에 들어있는 1,8-시네올이라는 성분은 혈중 농도와 인지 기능 사이의 연관성이 입증되었죠. 페퍼민트는 각성 효과로 주의력과 기민성을 개**

선하는 것으로 알려져 있습니다. 일상생활에 쉽게 접목할 수 있고 부작용이 적어 노년층의 인지 건강 유지에 안성맞춤이라 할 수 있겠습니다.

관절염으로 고통받는 어르신들에게도 희소식이 있습니다. **진저, 투메릭, 라벤더** 오일을 활용한 아로마테라피가 통증과 염증을 가라앉히고 관절 가동성을 높이는 데 효과적이라는 연구 결과가 있기 때문이죠. 특히 라벤더 오일 마사지는 무릎 관절염 환자의 통증을 줄이고 기능 상태와 삶의 질을 개선하는 데 도움이 되는 것으로 나타났습니다. 이처럼 에센셜 오일은 관절염 관리를 위한 보완대체요법으로서 큰 잠재력을 지니고 있습니다.

숙면은 건강한 노후를 위한 필수 조건인데요. 젊었을 때와 달

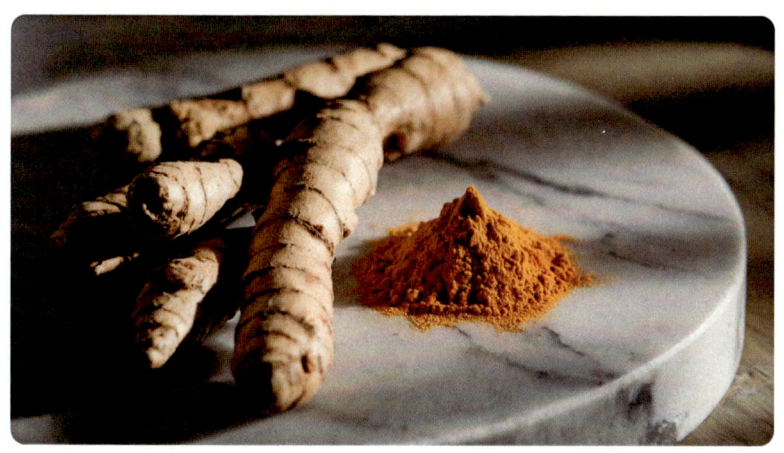

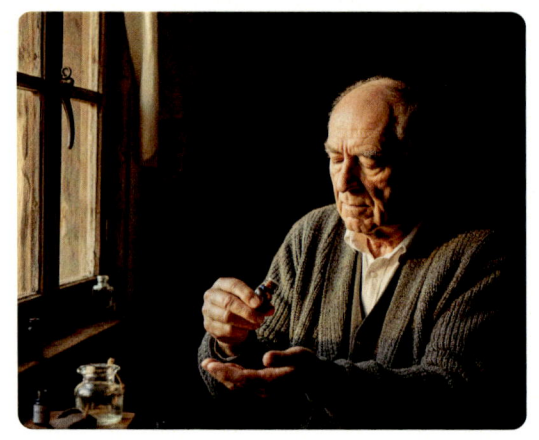
리 나이가 들면 쉽게 잠들기 어렵고 자주 깨게 되는 경우가 많습니다. **라벤더, 베르가못, 일랑일랑 오일은 이런 수면 문제 해결**에 효과가 있는 것으로 알려져 있죠. 라벤더는 숙면을 유도하는 델타파를 활성화하고 깨어있을 때의 알파파는 억제해 숙면을 취하는 데 도움을 준다고 합니다. 또한 세 오일을 블렌딩한 아로마는 수면의 질과 지속성을 현저히 높였다는 연구 결과도 있습니다. 불면증이나 주간 피로로 힘들어하는 어르신들에게 희망이 되는 소식이 아닐 수 없겠죠.

노년기에는 외로움, 우울감, 인지 저하 등 정서적인 어려움을 겪기 쉽습니다. 아로마테라피는 이러한 문제 완화에도 일조하는 것으로 나타났는데요. **에센셜 오일은 불안 해소, 기분 향상, 삶의 질 제고에 효과**가 있다고 합니다. 실제로 신경쇠약이나 트라우마 후유증으로 힘들어하는 분들의 정신건강과 삶의 질이 라벤더

노인 건강 관리를 위한 에센셜 오일의 종류와 효능

에센셜 오일	주요 효능	세부 설명
로즈마리	치매 예방	인지 기능 향상 및 기억력 증진에 도움을 줄 수 있음.
라벤더	수면 개선, 정서적 안정	불면증 개선 및 불안 완화, 심리적 안정에 도움을 줌.
유칼립투스	관절염 통증 완화	항염 작용을 통해 관절염 및 근육통 완화에 도움을 줌.
페퍼민트	관절염 통증 완화, 집중력 증진	통증 완화와 함께 정신적 피로 해소 및 집중력 향상에 도움을 줌.
카모마일	정서적 안정, 소화 개선	불안과 스트레스를 줄이고 소화를 돕는 진정 작용이 있음.
프랑킨센스	치매 예방, 면역력 강화	인지 기능 보호 및 면역 체계를 강화하는 효과가 있음.
시트러스 오일 (레몬, 오렌지 등)	기분 전환, 에너지 증가	활력 증진 및 우울감 감소에 도움을 줄 수 있음.
생강	관절염 통증 완화, 소화 개선	항염 작용을 통해 관절 통증을 줄이고 소화 건강을 지원함.
제라늄	호르몬 균형, 정서적 안정	호르몬 균형을 유지하고 정서적 불안감을 해소하는 데 도움을 줌.
샌달우드	정서적 안정, 치매 예방	마음의 평안을 제공하며 치매 예방에 긍정적인 영향을 줄 수 있음.
클라리 세이지	혈압 조절, 스트레스 완화	혈압을 안정시키고 불안과 스트레스를 완화하는 데 효과적임.
파출리	면역력 증진, 염증 완화	면역력을 강화하고 염증을 줄이며, 피부 재생에도 도움을 줌.

오일 사용으로 개선되었다는 연구 결과가 보고되었죠. 뿐만 아니라 인지적으로 도전적인 과제를 수행하는 동안에도 긍정적인 기분을 유지하는 데 도움이 되었으며, 직장 생활의 정서적 스트레스 완화에도 효과가 있는 것으로 확인되었습니다.

이렇듯 프랑스의 임상 연구들은 노년층의 건강과 삶의 질 향상을 위해 에센셜 오일이 매우 유용하게 활용될 수 있음을 보여주고 있습니다. 치매 예방, 관절염 통증 관리, 숙면 증진, 정서적 안정까지. 아로마테라피야말로 활기차고 건강한 노후를 위한 천연 비밀병기라 할 만합니다. 지금 당장 디퓨저에 에센셜 오일을 떨어뜨려 향기로운 힐링 타임을 가져보는 것은 어떨까요?

에센셜 오일 하나로 노년의 고민을 가볍게 날려버릴 수 있습니다. 100세 시대를 맞아 아로마테라피와 함께 건강하고 향기로운 노후를 설계해 보시는 것이 어떨까요? 일상에서 손쉽게 실천할 수 있는 작은 습관의 변화가 결국에는 삶의 질에 큰 차이를 만들어 낼 것입니다. 프랑스 노인들의 건강 비결이기도 한 에센셜 오일의 놀라운 효능을 여러분의 삶에 적용해 보세요. 향기로운 아로마테라피와 함께라면 누구나 건강하고 활력 넘치는 노년을 맞이할 수 있을 것입니다.

심혈관 질환 예방 및 관리에 대한 에센셜 오일의 효능

프랑스 남부의 프로방스 지방, 라벤더 향기가 햇살 가득한 들판을 가로질러 부드러운 바람에 실려 오는 곳에는 수많은 사람들의 삶을 변화시킬 수 있는 지식의 보고가 숨겨져 있습니다. 오랜 역사와 첨단 연구를 바탕으로 한 프랑스의 아로마테라피는 심혈관 질환의 예방과 관리에 있어 에센셜 오일이 가진 놀라운 잠재력을 끌어내는 열쇠를 쥐고 있습니다.

우리가 프랑스 아로마테라피의 매혹적인 세계로 깊이 들어갈수록, 전 세계 수백만 명의 사람들에게 영향을 미치는 침묵의 살인자인 고혈압 관리에 에센셜 오일이 놀랍도록 중요한 역할을 한다는 사실이 드러납니다. 특히 라벤더와 일랑일랑 오일은 스트레스 감소와 혈관 확장 효과로 인해 연구자들의 주목을 받아왔습니다. 이러한 오일들과 베르가못을 블렌딩하여 사용한 임상 시험에서는 혈압과 심박수가 상당히 감소하는 결과를 보여주었습니다. 하지만 이것이 전부가 아닙니다. 베르가못, 시트로넬라, 클라리 세이지, 프랑킨센스, 네롤리, 로즈, 스위트 마조람, 발레리안 등 다양한 에센셜 오일들도 고혈압과의 싸움에서 희망적인 가능성을 보여주고 있습니다.

에센셜 오일은 혈압 강하 능력 외에도 동맥경화 및 기타 심혈관 질환을 예방하는 데 도움이 되는 다양한 심장 보호 특성을 가지고 있습니다. 이 작은 농축 식물 에센스 병들은 항산화, 항염, 항혈소판 효과로 가득 차 있어 심장과 혈관을 손상으로부터 조화롭게 보호합니다. 예를 들어, 레몬그라스 에센셜 오일은 강력한 항염 효과가 있는 것으로 밝혀졌으며, 특정 에센셜 오일에 존재하는 페닐프로파노이드라는 화합물 계열은 혈소판 응집을 방지하는 능력을 보여줌으로써 생명을 위협하는 심혈관 사건의 위험을 줄이는 데 도움이 됩니다. 프랑스의 연구는 갈릭, 레몬그라스, 클로브 에센셜 오일의 심장 보호 효과를 더욱 명확히 밝혀내며, 이

프랑스의 심장재활 프로그램 아로마테라피 통합방법

통합방법	세부내용
목적	심장 질환을 앓는 환자들의 재활 과정에서 신체적, 정신적 회복을 촉진하는 것. 스트레스 감소, 혈압 조절, 통증 완화, 그리고 불안 감소를 목표로 함.
아로마테라피 적용 방법	- 흡입법: 에센셜 오일을 확산기를 통해 공간에 퍼뜨려 환자가 자연스럽게 향을 흡입하도록 유도. - 마사지: 환자의 피부에 희석된 에센셜 오일을 사용한 마사지 시행. 혈액 순환 촉진 및 근육 이완 유도.
사용되는 에센셜 오일	- 라벤더: 스트레스 및 불안 완화, 심장 박동 안정화. - 로즈마리: 혈액 순환 개선, 정신적 피로 회복. - 베르가못: 기분 안정, 신경계 이완. - 카모마일: 신경 안정 및 수면 질 개선.
효과	- 스트레스 및 불안 감소: 라벤더와 베르가못 오일을 통한 심리적 안정감 제공. - 혈압 감소: 아로마테라피가 자율 신경계를 안정시켜 혈압 조절에 기여. - 통증 완화: 근육 긴장 및 통증을 줄여 신체 회복 지원.
프로그램 적용 시기	심장재활 초기 단계부터 회복 단계까지, 특히 스트레스와 불안이 높거나 통증이 동반되는 시점에서 아로마테라피를 포함한 통합적 치료가 이루어짐.
기대되는 장기적 효과	- 환자의 정서적 안정 및 삶의 질 향상 - 스트레스 요인 감소로 인해 심장 건강이 유지되고 재발 방지에 도움 - 전반적인 회복 속도 증가 및 긍정적인 심리적 상태 유지

들을 심장 건강을 위한 천연 동맹군의 반열에 올려놓았습니다. 그러나 프랑스 아로마테라피의 진정한 매력은 **심장재활 프로그램에 매끄럽게 통합**되는 데 있습니다. 환자들이 심장 수술 후 회복의 여정을 시작할 때, 라벤더의 부드러운 향기가 그들을 감싸 안아 불안을 진정시키고 정서적 안녕을 증진시키는 세상을 상상해 보십시오. 심박수와 혈압을 낮추는 능력을 가진 아로마테라피는 재활 과정에서 신뢰할 수 있는 동반자가 되어, 전통적인 치료법과 함께 환자의 결과를 최적화하기 위해 노력합니다. 라벤더, 베르가못, 일랑일랑 에센셜 오일을 세심하게 조합한 블렌드는 편안한 수면을 약속하며, 몸과 마음이 치유와 번영을 위해 잘 준비될 수 있도록 도와줍니다.

우리는 심혈관 치료의 새로운 시대를 앞두고 있습니다. 프랑스 아로마테라피는 우리에게 그 지혜를 받아들이고 에센셜 오일이 가진 잠재력을 활용할 것을 권유합니다. 연구자들은 이러한 향기로운 경이로움의 비밀을 하나씩 풀어내며, 보다 광범위한 심혈관 질환과 환자군에 미치는 영향을 탐구하고 있습니다. 미래는 밝고, 가능성은 무한합니다. 아로마테라피를 심장재활의 틀 안에 통합함으로써 프랑스의 의료 제공자들은 환자 치료에 대한 전인적 접근 방식을 제공할 뿐만 아니라, 심혈관 질환의 예방과 관리 방식에 대한 패러다임 전환을 위한 길을 닦고 있습니다.

프랑스 남부의 프로방스 지방, 라벤더 향기가 햇살 가득한 들판을 가로질러 부드러운 바람에 실려 오는 곳에는 수많은 사람들의 삶을 변화시킬 수 있는 지식의 보고가 숨겨져 있습니다. 오랜 역사와 첨단 연구를 바탕으로 한 프랑스의 아로마테라피는 심혈관 질환의 예방과 관리에 있어 에센셜 오일이 가진 놀라운 잠재력을 끌어내는 열쇠를 쥐고 있습니다. 우리가 이 매혹적인 여정을 시작할 때, 마음과 정신을 열어 기다리고 있는 경이로움을 받아들입시다. 프랑스 아로마테라피의 품 안에서 우리는 더 건강하고 활기찬 미래로 향하는 길을 발견할 수 있을 것입니다.

연구 결과에 따르면, **에센셜 오일은 고혈압 환자의 혈압과 심박수를 낮추는 데 도움**이 될 수 있습니다. 라벤더, 일랑일랑, 베르가못을 블렌딩한 에센셜 오일을 사용한 임상 시험에서는 참가자들의 혈압과 심박수가 유의미하게 감소하였으며, 이는 에센셜 오일이 고혈압 관리에 효과적일 수 있음을 시사합니다. 또한 베르가못, 시트로넬라, 클라리 세이지, 프랑킨센스, 네롤리, 로즈, 스위트 마조람, 발레리안 등의 에센셜 오일도 고혈압 관리에 잠재적인 효과가 있는 것으로 나타났습니다.

에센셜 오일은 항산화, 항염, 항혈소판 효과를 통해 동맥경화와 기타 심혈관 질환을 예방하는 데에도 도움이 될 수 있습니다. 레몬그라스 에센셜 오일은 강력한 항염 효과를 가지고 있어 염증과 그로 인한 심혈관 질환의 위험을 완화하는 데 기여할 수 있습니다. 또한 특정 에센셜 오일에 존재하는 페닐프로파노이드 화합물은 혈소판 응집을 방지하여 심혈관 사건의 위험을 줄이는 것으로 밝혀졌습니다. 프랑스의 연구에서는 갈릭, 레몬그라스, 클로브 에센셜 오일의 심장 보호 효과가 입증되었습니다.

프랑스에서는 아로마테라피를 심장재활 프로그램에 통합하여 활용하고 있습니다. 라벤더 오일은 심장 수술을 받는 환자의 불안을 감소시키고 정서적 안녕을 향상시키는 데 도움이 되는 것으로 나타났습니다. 또한 아로마테라피는 심장재활 중인 환자의 심박수와 혈압을 낮추는 효과가 있었습니다. 라벤더, 베르가못, 일랑일랑 에센셜 오일을 조합하여 사용했을 때는 심장재활 환자의 수면의 질이 개선되었습니다. 아로마테라피는 비용이 적게 들고 비침습적이며 비약물적인 중재 방법으로, 심장재활 프로그램에 쉽게 통합될 수 있습니다.

앞으로는 아로마테라피가 보다 다양한 심혈관 질환과 환자군에 미치는 영향을 연구하고, 최적의 사용량과 투여 방법을 결정하기 위한 추가 연구가 필요할 것입니다. 이를 통해 에센셜 오일의 심혈관 질환 예방 및 관리 효과를 극대화하고, 더 많은 환자들이 아로마테라피의 혜택을 누릴 수 있게 될 것입니다.

프랑스의 사례는 한국에서도 메디컬 아로마테라피를 발전시키는 데 있어 중요한 참고가 될 수 있습니다. 에센셜 오일의 심혈관 질환 예방 및 관리 효과에 대한 연구 결과를 바탕으로, 한국의 의료진들도 아로마테라피를 보완대체의학으로 인정하고 다양한 임상 현장에서 활용할 수 있을 것입니다. 이를 위해서는 에센셜 오일의 안전하고 효과적인 사용을 위한 전문가의 지도가 필요하며, 각 개인의 건강 상태와 체질에 맞는 에센셜 오일을 선택하는 것이 중요합니다.

프랑스인들은 일상생활 속에서 에센셜 오일을 다양하게 활용하고 있는데, 이는 아로마테라피가 그들의 생활양식에 자연스럽게 스며들어 있음을 보여줍니다. 한국에서도 아로마테라피에 대한 관심과 이해가 높아지고 있으며, 점차 더 많은 사람들이 에센셜 오일을 건강 증진과 질병 예방을 위해 활용하게 될 것입니다.

이러한 변화는 한국인의 건강한 삶을 위한 새로운 가능성을 열어 줄 것이며, 프랑스의 선진 사례를 참고하여 한국만의 독특한 메디컬 아로마테라피 문화를 발전시켜 나갈 수 있을 것입니다.

　심혈관 질환은 전 세계적으로 주요한 사망 원인 중 하나이며, 그 예방과 관리를 위해 다양한 노력이 이루어지고 있습니다. 이러한 상황에서 프랑스 아로마테라피의 연구 결과와 임상 경험은 에센셜 오일이 심혈관 건강 증진에 기여할 수 있는 잠재력을 보여주고 있습니다. **고혈압과 동맥경화의 예방 및 관리, 그리고 심장재활 프로그램에의 통합 등 에센셜 오일의 다양한 활용 방안은 심혈관 질환으로 고통받는 많은 이들에게 희망**을 줄 수 있을 것입니다.

　물론 아로마테라피가 심혈관 질환의 완벽한 해결책이 될 수는 없습니다. 그러나 적절한 생활습관 관리, 의학적 치료와 함께 에센셜 오일을 보완적으로 활용한다면 심혈관 건

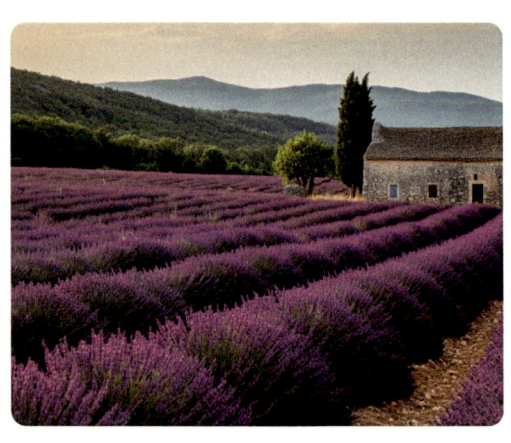

강 증진에 도움이 될 수 있습니다. 이를 위해서는 에센셜 오일의 효과와 안전성에 대한 지속적인 연구, 전문가의 지도, 그리고 개인의 건강 상태에 맞는 맞춤형 접근이 필요할 것입니다.

프랑스 프로방스의 아름다운 풍경 속에서 전해지는 아로마테라피의 지혜는 우리에게 새로운 가능성을 열어주고 있습니다. 우리는 이제 에센셜 오일이 단순한 향기를 넘어 심혈관 건강을 지키는 소중한 동반자가 될 수 있음을 알게 되었습니다. 라벤더, 일랑일랑, 베르가못과 같은 오일들은 혈압을 낮추고 스트레스를 완화시키며, 레몬그라스와 클로브은 염증을 줄이고 혈관을 보호하는 역할을 합니다. 이러한 자연의 선물을 우리의 일상과 의료 현장에 적극적으로 활용한다면, 보다 건강하고 행복한 삶을 누릴 수 있을 것입니다. 특히 심장재활 프로그램에 아로마테라피를 도입하는 프랑스의 사례는 우리에게 많은 영감을 줍니다. 수술 후 회복 중인 환자들이 에센셜 오일의 도움으로 마음의 평화를 얻고, 더욱 빠르고 효과적으로 치유될 수 있다는 사실은 매우 고무적이지 않습니까? 이제 우리도 이러한 혜택을 누릴 때가 된 것 같습니다. 한국의 의료진들이 아로마테라피에 대해 열린 마음을 가지고, 환자 개개인에게 맞는 에센셜 오일을 활용한다면 심혈관 질환 치료에 새로운 전기를 마련할 수 있을 것입니다.

물론 아직 해결해야 할 과제도 많이 남아 있습니다. 에센셜 오일의 장기적인 효과와 안전성, 최적의 사용 방법 등에 대해서는 지속적인 연구가 필요할 것입니다. 하지만 우리가 자연의 지혜에 귀를 기울이고, 서로 협력한다면 이러한 어려움도 충분히 극복할 수 있으리라 믿습니다. 프랑스의 아로마테라피가 심혈관 질환이라는 침묵의 살인자와의 싸움에서 우리에게 희망을 주듯이, 우리도 이 소중한 지식을 바탕으로 더 나은 미래를 향해 나아갈 수 있기를 기대해 봅니다.

지금 이 순간에도 프로방스의 들판에서는 바람을 타고 에센셜 오일의 향기가 전해지고 있을 것입니다. 이 부드러운 속삭임에 우리의 마음을 열어, 자연이 전하는 치유의 메시지에 귀를 기울여 보는 것은 어떨까요? 아로마테라피라는 경이로운 세계로의 여정을 시작하는 우리에게, 프랑스의 경험은 든든한 길잡이가 되어줄 것입니다. 이제 우리도 마음을 열고, 에센셜 오일이 가진 무한한 가능성을 향해 첫걸음을 내디뎌 봅시다. 작지만 소중한 이 한 걸음이, 우리 모두를 더욱 건강하고 행복한 삶으로 이끌어 줄 것이라 믿습니다.

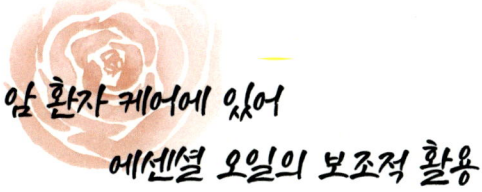

암 환자 케어에 있어 에센셜 오일의 보조적 활용

암 투병의 고된 여정 속에서도 희망의 빛을 발견할 수 있는 곳이 있습니다. 바로 프랑스의 암 환자 케어 현장입니다. 프랑스에서는 에센셜 오일을 활용한 아로마테라피가 암 환자의 치료와 지원에 중요한 역할을 하고 있습니다. 이는 단순히 보조적인 요법이 아닌, 암 치료의 핵심적인 요소로 자리 잡고 있습니다.

프랑스의 종양 센터에서는 아로마테라피를 통해 암 환자들의 정서적 지원을 제공하고 있습니다. 의사, 간호사, 그리고 관련 의료진들은 환자의 정서적 안녕이 신체적 치유만큼이나 중요하다는 것을 잘 이해하고 있습니다. 그들은 환자의 감정적 요구에 귀 기울이며, 의료적 전문성뿐만 아니라 공감과 위로의 마음을 전하고 있습니다. 이러한 지원의 틀 안에서 에센셜 오일은 환자를 안정시키고 기분을 좋게 하는 특성으로 인해 종종 활용되고 있습니다.

라벤더는 섬세한 보라색 꽃과 진정 효과를 주는 향으로, 불안을 완화하고 휴식을 촉진하는 아로마테라피 세션에서 필수적인 오일로 사용되고 있습니다. 라벤더 에센셜 오일의 부드러운 향기는 공기 중에 퍼져 환자를 평온함의 고요 속으로 감싸 안아줍니다. 이는 암 진단과 함께 오는 스트레스와 두려움에서 잠시나마 벗어날 수 있게 해줍니다. **라벤더 에센셜 오일을 흡입하는 이 간단하면서도 강력한 행위는 스트레스 수준을 낮추고 평온함을 증진시키는 데 큰 도움**을 줍니다. 그러나 에센셜 오일의 사용은 라벤더에 국한되지 않습니다. 치료 팀은 다양한 에센셜 오일과 그 치료 특성에 대해 잘 알고 있습니다. 그들은 환자와 긴밀히 협력하여 개개인의 독특한 정서적 요구를 파악하고, 그에 따라 아로마테라피 세션을 맞춤 설계합니다. 어떤 이들에게는 **피로한 나날 동안 페퍼민트의 활기찬 향기가 완벽한 기분 전환제가 될 수 있고, 또 다른 이들은 불확실한 순간에 프랑킨센스의 안정감 있는 향기에서 위안**을 찾을 수 있습니다.

치료 팀이 제공하는 정서적 지원은 종양 센터의 벽을 넘어 확장됩니다. 그들은 암의 영향이 환자의 일상생활 전반에 미친다는 것을 이해하고 있습니다. 이는 환자의 대인관계, 직장생활, 그리고 전반적인 삶의 질에 영향을 미칩니다. 이를 해결하기 위해 치료 팀은 추가적인 정신건강 지원이 필요한 환자를 적극적으로 발굴합니다. 적절한 질문을 하고 미묘한 신호를 읽어내는 것을 통해, 그들은 정서적으로 어려움을 겪고 있는 환자를 인지하고 암 환자 지원 전문 정신건강 전문가에게 의뢰할 수 있습니다. 이러한 정신건강 전문가들은 종종 종양 팀과 긴밀히 협력하여 아로마테라피를 치료 계획에 통합시킵니다. 예를 들어, **높은 수준의 불안을 경험하는 환자는 베르가못이나 일랑일랑과 같은 진정 효과가 있는 에센셜 오일을 치료 세션에 활용**하는 심리 상담사에게 의뢰될 수 있습니다. 신체적 측면과 정서적 측면의 조화로운 치료는 질병뿐만 아니라 환자 전체를 돌보는 포괄적인 지원 체계를 만들어냅니다.

프랑스의 종양 센터는 또한 에센셜 오일과 관련된 환자 교육에 큰 중점을 둡니다. 그들은 환자에게 지식을 제공하는 것이 전반적인 웰빙을 위한 핵심이라는 것을 이해하고 있습니다. 환자들은 에센셜 오일의 안전하고 효과적인 사용법에 대한 정보를 제공받으며, 이를 통해 일상생활에 아로마테라피를 도입할 수 있게 됩니다. 잠자리에 들기 전 몇 방울의 라벤더 오일을 베개에 떨어뜨려 숙면을 취하거나, 우울한 기분일 때 상큼한 시트러스 오일을 디퓨징하는 등, 환자들은 정서적 자기 관리에 적극적인 역할을 하도록 격려받습니다.

에센셜 오일을 핵심 요소로 하는 이러한 암 치료에 대한 통합적 접근법은 단순히 일화적인 것이 아닙니다. 프랑스의 종양 센터는 암 관련 정서적 고통을 관리하는 데 있어 아로마테라피의 효능에 대한 연구의 선두에 서 있습니다. 그들은 에센셜 오일의 효능을 검증하기 위해 엄격한 연구에 투자하여 과학적 근거에 기반한 사용을 보장합니다. 이러한 연구는 아로마테라피를 보완 요법으로 활용하는 타당성을 뒷받침할 뿐만 아니라, 의료 전문가 교육에도 반영되어 에센셜 오일을 환자 케어에 효과적으로 통합할 수 있는 지식과 기술을 제공합니다.

프랑스의 호스피스와 완화의료 병동에서도 말기 암 환자의 삶의 질을 높이기 위한 수단으로 아로마테라피를 도입하고 있습니다. 안락과 존엄성이 최우선시되는 이러한 환경에서 에센셜 오일은 신체적 증상을 완화하고 정서적 위안을 제공하는 데 중요한 역할을 합니다.

라벤더와 오렌지 에센셜 오일은 흔히 환자 병실에 디퓨징되어 평온하고 편안한 분위기를 조성합니다. 이 오일들의 부드러운 향

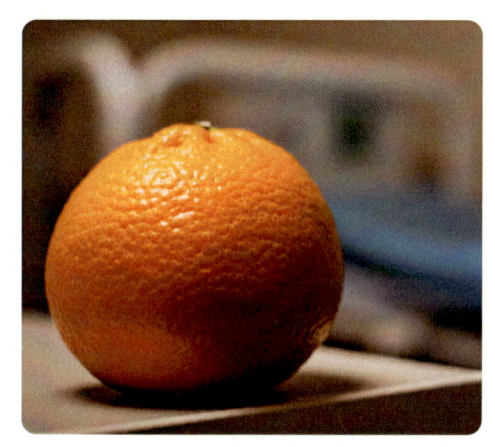

기는 불안을 완화하고 이완을 촉진하며, 낯선 환경에서 친숙함을 제공할 수 있습니다. 말기 암의 흔한 부작용인 구역질과 구토를 경험하는 환자들에게는 레몬 오일 패드가 간단하지만 효과적인 치료법으로 입증되었습니다. 레몬의 신선하고 상큼한 향기는 메스꺼움을 진정시켜 환자에게 절실히 필요한 안도감을 가져다줍니다. 그러나 완화의료에서 아로마테라피의 이점은 증상 관리를 넘어섭니다. **에센셜 오일은 기억을 불러일으키고, 환자를 더 행복했던 시절로 되돌려 보내며, 마지막 순간에 위안의 원천이 될 수 있는 힘을 가지고 있습니다.** 예를 들어, 로즈마리의 향은 기억력과 인지 기능을 개선하는 것으로 나타났는데, 이는 알츠하이머 환자가 소중한 기억과 다시 연결될 수 있게 해줍니다. 이러한 작은 기

쁨과 선명함의 순간은 환자의 삶의 질에 심오한 차이를 만들어낼 수 있습니다.

사마리아 호스피스와 같은 프랑스의 호스피스 케어 제공자들은 환자의 편안함과 휴식을 증진하는 데 아로마테라피의 가치를 인식하고 있습니다. 아로마테라피가 일반적으로 보험 적용을 받지 않음에도 불구하고, 이러한 기관들은 종종 기부금에 의존하여 이 서비스를 환자들에게 제공합니다. 아로마테라피 세션을 중재하는 호스피스 간호사들의 헌신은 에센셜 오일이 환자의 웰빙에 미칠 수 있는 깊은 영향력을 증명합니다.

아로마테라피를 통합함으로써 프랑스의 호스피스와 완화의료 병동은 삶의 마지막 순간에 연민 어린 케어를 제공한다는 것의 의미를 재정의하고 있습니다. 그들은 삶의 질이 단순히 신체적 안락함뿐만 아니라 정서적, 영적 웰빙까지 포괄한다는 것을 이해하고 있습니다. 에센셜 오일을 케어 실무에 도입함으로써, 그들은 환자의 개별성과 존엄성을 존중하는 전인적 접근법을 제공하고 있습니다.

프랑스에서 암 환자 케어에 에센셜 오일을 사용하는 것은 보완 요법이 기존의 의학적 치료에 매끄럽게 통합될 수 있는 방법을

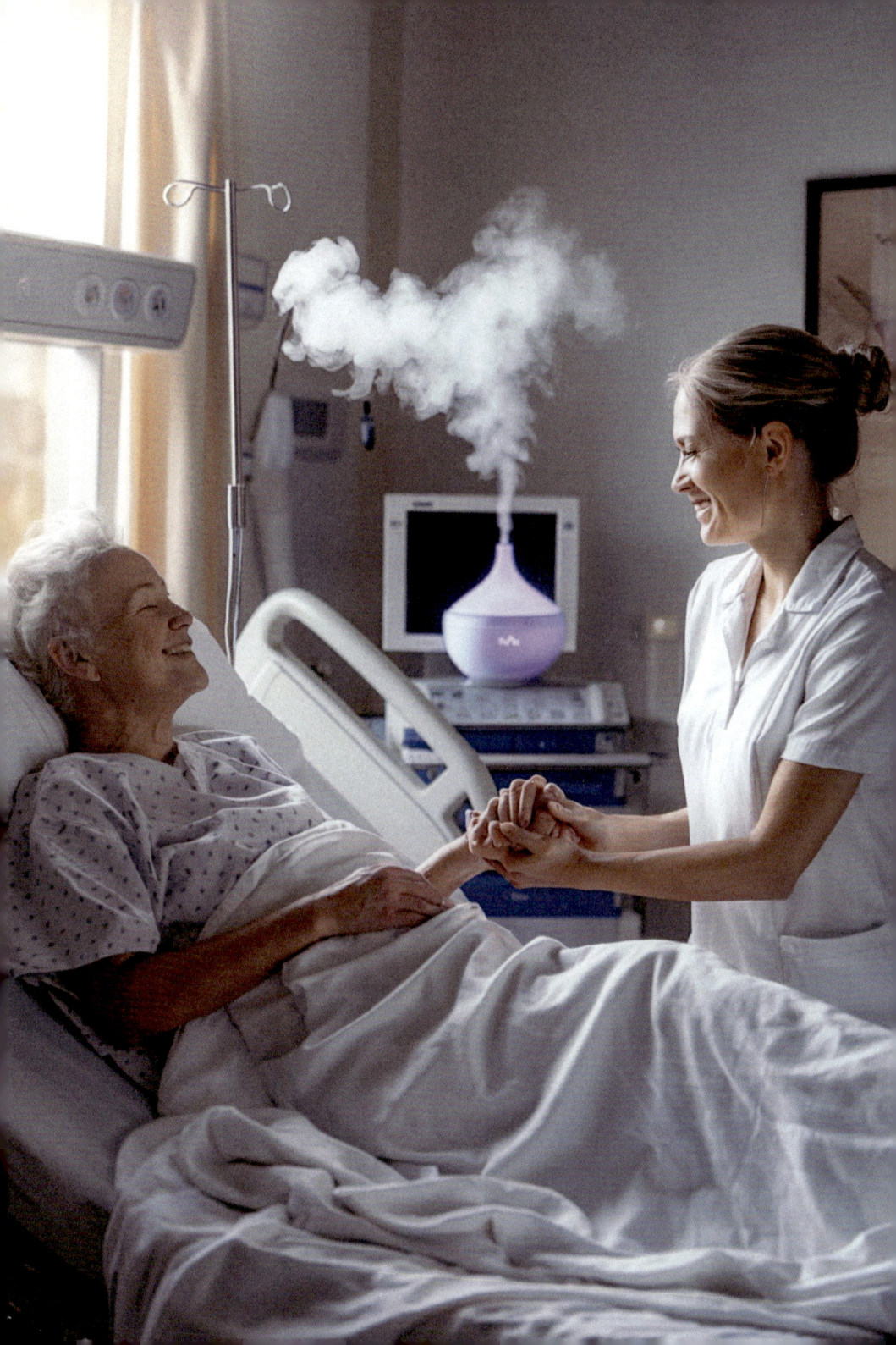

보여주는 훌륭한 사례입니다. 이는 자연의 힘, 의료 전문가들의 헌신, 그리고 인간 정신의 회복력을 증명하는 것입니다. 프랑스의 종양 센터, 호스피스, 완화의료 병동은 아로마테라피라는 부드러운 손길을 통해 암의 도전에 맞서는 이들에게 희망과 위안의 등불이 되어주고 있습니다.

우리가 암 치료에서 에센셜 오일의 잠재력을 계속 탐구해 나감에 따라, 연민과 과학, 그리고 자연의 지혜가 블랜딩된 프랑스식 접근법에서 영감을 얻어 보는 것은 어떨까요. 아로마테라피를 우리의 지원 수단 중 소중한 도구로 받아들임으로써, 우리는 환자들이 더 큰 안락함과 편안함, 그리고 정서적 안녕 속에서 암의 여정을 헤쳐 나갈 수 있도록 도울 수 있습니다. 그렇게 함으로써 우리는 진정으로 환자 중심의 케어를 제공한다는 것의 본질을 기리게 될 것입니다.

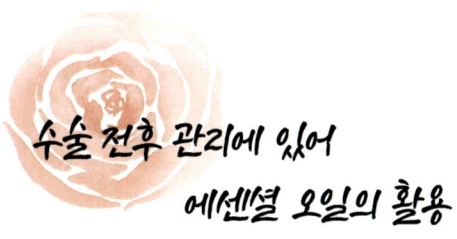

수술 전후 관리에 있어 에센셜 오일의 활용

프랑스의 임상 현장에서는 수술 전후 관리에 있어 에센셜 오일의 효능에 주목하고 있습니다. 라벤더의 은은한 향기가 수술실 공기 중에 퍼지면, 환자들은 마음의 안정을 되찾고 수술에 대한 불안감이 가라앉습니다. 이는 에센셜 오일이 수술 전 스트레스를 줄이고 정신적 준비를 돕는 데 효과적임을 보여주는 사례 중 하나입니다. 흡입이나 마사지를 통해 특정 에센셜 오일을 사용하면 환자들은 평온함을 느끼고 수술 결과도 향상될 수 있습니다.

에센셜 오일의 효능은 수술 후 관리에서도 두드러집니다. 통증 완화, 염증 감소, 상처 치유 촉진 등에 식물 추출물인 에센셜 오일이 중요한 역할을 합니다. 프랑스의 연구에 따르면, 개심술 후 회복 중인 환자들에게 페퍼민트 오일 아로마테라피를 적용했을 때 통증 강도가 현저히 줄어들고 수면의 질이 개선되었습니다. 페퍼민트 오일에 함유된 멘톨, 카르본, 리모넨 등의 성분이 진통 및 소염 작용을 하기에 수술 후 관리에 유용한 것으로 나타났습니다.

라벤더 오일 또한 치유 과정에서 강력한 효과를 발휘합니다. **제왕절개 수술 후 통증 감소, 유방 생검 수술 후 통증 관리에 대한 환자 만족도 향상 등 라벤더의 진정 및 이완 효과가 입증**되었습니다. 수술 후 회복기에 겪는 어려움을 라벤더의 도움으로 보다 수월하게 극복할 수 있습니다.

상처 치유와 감염 예방 측면에서도 에센셜 오일의 잠재력이 주목받고 있습니다. 프랑스 연구진들은 **티트리, 에뮤 오일 등의 항균 특성에 주목하여 만성 상처 감염에서 병원성 세균에 대항하는 효과를 확인**했습니다. 이들 오일은 세포막을 투과하여 생물학적 작용을 나타내므로 세균 군락화와 이후 감염 위험을 낮출 수 있습니다. 게다가 조직 재생을 촉진하여 상처 치유를 돕고 흉터를 최소화하는 에센셜 오일도 있습니다. 예를 들어, 에우제니아 디센테리카 잎에서 추출한 에센셜 오일은 피부 세포 이동을 자극하고

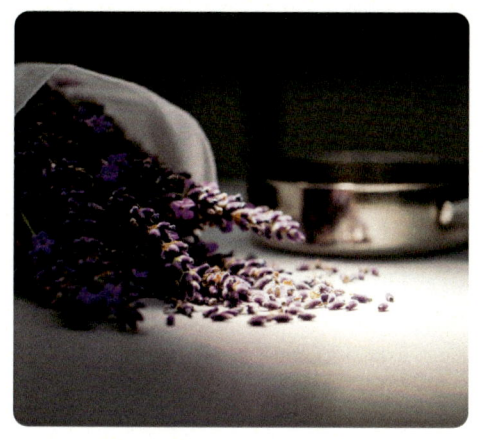
혈관 신생을 촉진하여 상처 치유를 개선하는 것으로 밝혀졌습니다. 라벤더, 로즈마리, 일랑일랑에 포함된 베타-카리오필렌 성분 역시 세포 성장과 이동을 촉진함으로써 상처 치유 속도를 높이는 것으로 확인되었습니다. 다만 수술 전후 관리에서 에센셜 오일을 사용할 때는 전문성과 주의가 필요합니다. 프랑스 아로마테라피에서는 안전성과 효능을 위해 보통 10% 이하의 적절한 희석액을 사용할 것을 강조합니다. 희석되지 않은 에센셜 오일을 피부에 직접 바르면 자극이나 부작용이 나타날 수 있으므로 주의해야 합니다. 병원 환경에서는 부작용 위험을 최소화하기 위해 간헐적 확산을 권장합니다.

    수술 현장에서 에센셜 오일의 방대한 잠재력을 계속 연구하면서, 이러한 천연 화합물이 환자의 회복과 전반적인 웰빙 향상에 상당한 역할을 할 수 있음이 분명해집니다. 아로마테라피의 힘을 활용하여 의료진은 기존 치료법을 보완하고 환자에게 더 큰 안위와 지지를 제공하는 혁신적이고 저비용의 치료 접근법을 개발할 수 있습니다.

　에센셜 오일과 수술 전후 관리에의 적용이라는 매력적인 세계를 함께 탐구해 나가면서, 이 강력한 식물 추출물에 대한 통찰을 제공한 프랑스의 사례 연구와 연구 결과를 깊이 살펴보겠습니다. 우리는 치유를 촉진하고 스트레스를 줄이며 수술을 받는 환자의 삶의 질을 높일 수 있는 새로운 방법을 발견하게 될 것입니다. 우리는 아로마테라피의 마법을 활용하여 수술 전후 관리에 대한 접근 방식을 한 번에 하나씩, 에센셜 오일을 통해 변화시켜 나갈 수 있습니다.

　수술이라는 도전의 순간을 맞은 환자들에게 에센셜 오일이 위안과 치유의 손길이 되어주기를 바라봅니다. 천연 아로마의 힘으로 환자의 회복을 돕고, 의료진의 노고를 지지하며, 모두의 웰빙과 건강한 삶을 향해 나아가는 소중한 발걸음에 함께하길 기대합니다.

프랑스 병원 및 클리닉에서의
메디컬 아로마테라피 활용 사례 II

프랑스 병원과 클리닉에서는 다양한 질병과 증상을 가진 환자들에게 아로마테라피를 활용한 통합적 접근법을 적용하고 있습니다. 이번 장에서는 완화의료와 임종 돌봄, 소아 의료, 산모와 산후 관리 분야에 초점을 맞추어 프랑스 의료 현장에서의 아로마테라피 적용 사례를 추가적으로 살펴보겠습니다.

말기 환자를 위한 완화의료와 임종 돌봄 영역에서 아로마테라피는 증상 완화와 정서적 지지를 제공하는 데 매우 가치 있는 도구로 입증되었습니다. 프랑스의 사례 연구는 말기 환자의 삶의 질을 높이기 위해 에센셜 오일을 연민 어린 돌봄에 통합하는 것에 주목합니다. 특히 라벤더 오일은 신체적, 심리적 증상을 완화하고 전반적인 삶의 질을 개선하며 편안하고 안정적인 환경을 조성하는 것으로 나타났습니다. 의료 제공자들은 암 환자들이 호소하는 신체 증상, 심리적 문제, 활동 제한을 완화하기 위해 마사지 요법을 포함한 아로마테라피 프로그램을 지원할 것을 권장합니다.

아로마테라피는 또한 소아 의료 분야에서도 어린 환자들의 흔한 질병을 치료하고 통증을 관리하며 진정 효과를 제공하는 안전하고 효과적인 수단으로 자리매김하고 있습니다. 프랑스 병원에서는 수술을 받는 아동의 통증과 불안을 줄이기 위해 라벤더 오일 흡입법을 사용해 왔으며, 완화의료와 호스피스 병동에서는 입원과 관련된 불안과 스트레스를 완화하기 위해 아로마테라피를 활용해 왔습니다. 식중독이나 우울증과 같은 특정 아동 질환은 각각 장용성 정제와 일반의약품 라벤더 알약을 사용하여 다뤄졌습니다. 그러나 소아과 병동에서는 부모의 동의와 감독, 그리고 2018년에 발표된 포괄적인 백서에 명시된 프로토콜 준수 등 안전 고려사항이 무엇보다 중요합니다.

산모와 산후 관리 영역에서도 프랑스 의료 현장에서 아로마테라피의 통합이 이루어져 왔습니다. **신중하게 선택된 에센셜 오일은**

임신, 분만, 산후 기간 동안 여성의 웰빙을 지원하고 메스꺼움, 불안, 산후 치유와 같은 문제를 완화하는 데 사용되어 왔습니다. 페퍼민트 오일은 임신 중 두통, 메스꺼움, 근육통에 도움이 되는 것으로 입증되었으며, 라벤더 오일과 로즈 오일은 분만 중 불안과 통증 인식을 감소시키는 것으로 나타났습니다. 산후 관리에서는 라벤더 오일이 숙면을 촉진하고 회음부 불편감을 완화하는 데 도움을 주며, 시트러스 오일은 기분을 향상시키고 산후 우울증과 싸우는 데 효과적입니다. 항염증 및 면역 증진 특성을 가진 프랑킨센스는 특히 제왕절개 수술 후 회복 중이거나 산후 탈모를 경험하는 사람들에게 유익합니다. 그러나 산모와 아기의 건강을 위해서는 적절한 희석, 섭취 금지, 의료진과의 상담 등 안전 예방책이 필수적입니다. 이러한 다양한 의료 현장에서 아로마테라피의 효능은 체계적 문헌 고찰과 무작위 대조 시험을 포함한 임상 증거에 의해 뒷받침되고 있습니다. 이 연구들은 특히 불안, 우울, 고통, 피로 감소와 기분 및 수면의 질 개선 측면에서 아로마테라피 중재의 생리적, 심리적 건강에 대한 긍정적인 효과를 일관되게 입증해 왔습니다.

한국의 아로마테라피스트로서 저는 프랑스 의료 현장에서의 아로마테라피 통합 접근법에 매료되었습니다. 이 장에서 제시된 사례 연구는 에센셜 오일이 신체적 증상뿐만 아니라 정서적, 심리적 웰빙까지 아우르는 전인적 돌봄을 제공할 수 있는 잠재력을 강조합니다. 병원과 클리닉에 아로마테라피를 통합하는 프랑스의 모델은 전 세계 의료 제공자들에게 보완 요법이 환자 돌봄과 결과 개선에 있어 가치 있음을 보여주는 고무적인 사례가 됩니다.

이러한 추가 사례 연구를 살펴봄으로써 우리는 다양한 의료 상황에서 아로마테라피의 다재다능함과 효과에 대한 더 깊은 이해를 얻게 됩니다. 말기 환자에게 위안과 존엄성을 제공하는 것부터 산모와 신생아의 건강을 지원하는 것에 이르기까지, 에센셜 오일은 의료 현장에서 가치 있는 도구로 입증되었습니다. 아로마테라피에 대한 우리의 이해를 계속해서 연구하고 정교화해 나감에 따라, 더 많은 의료 시스템이 이러한 통합적 접근법을 수용하여 궁극적으로 환자의 경험과 치료 결과를 개선하게 되기를 희망합니다.

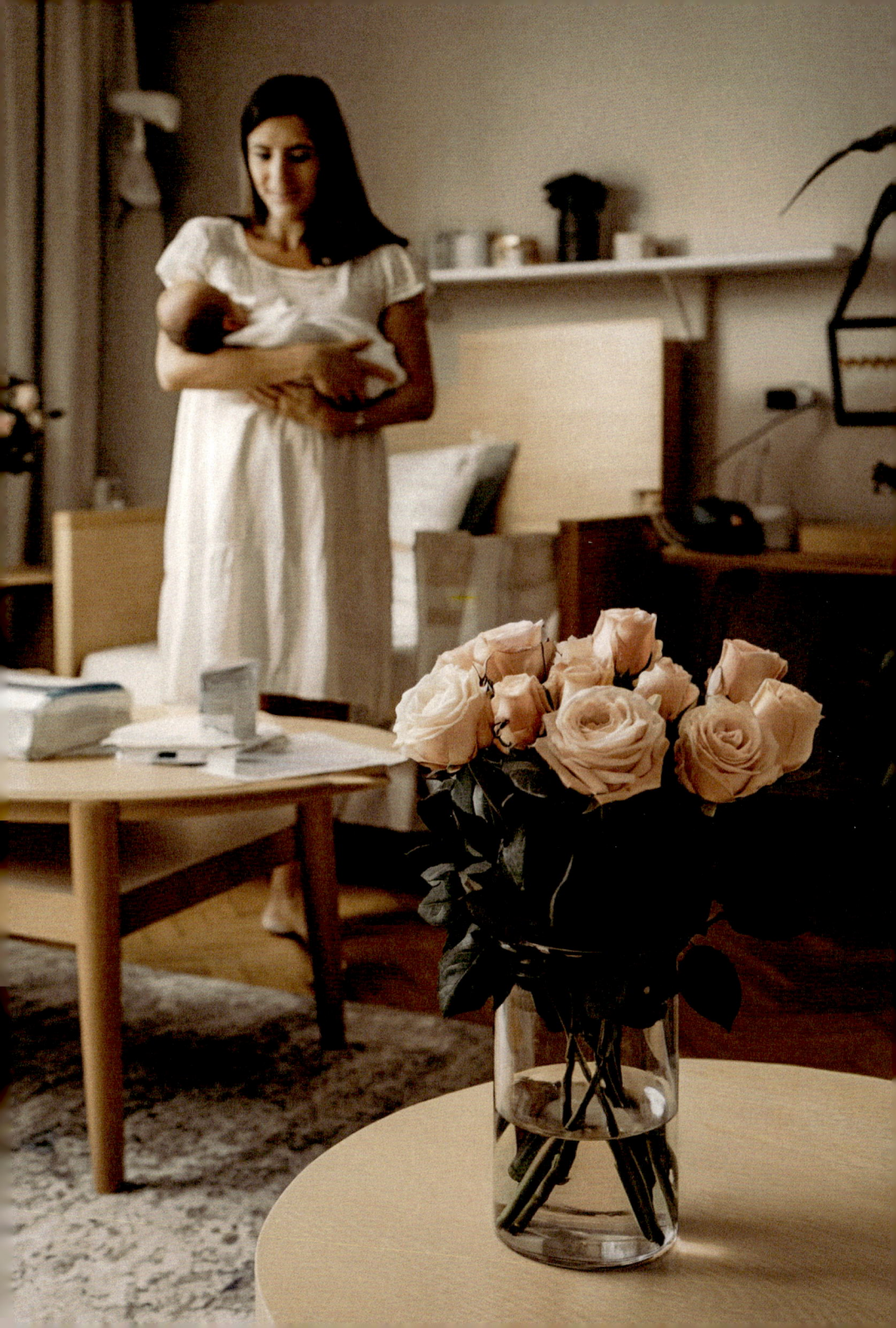

프랑스 의료진의
메디컬 아로마테라피 활용 경험

프랑스의 의료진들은 에센셜 오일의 치유력을 활용하여 환자 케어에 새로운 혁신을 일으키고 있습니다. 이 장에서는 메디컬 아로마테라피를 도입한 프랑스 의료진들의 경험을 통해, 설득력 있는 사례 연구와 환자 체험담을 바탕으로 이 보완요법의 잠재력을 살펴보고자 합니다. 먼저, **프랑스 의료진들은 아로마테라피를 환자 케어 계획에 통합하여 증상 관리, 정서적 안녕, 전반적인 회복에 긍정적인 효과**를 얻고 있습니다. 불안, 우울증, 스트레스 관리를 위한 에센셜 오일 치료 사례들은 아로마테라피의 유용성을 입증합니다. 의료진들은 증상 식별, 환자 교육, 결과 측정에 중점을 둔 임상 아로마테라피 관리를 통해 엄격한 연구와 측정 가능한 결과를 보장하고 있습니다. 또한, 의료진과 아로마테라피 전문가 간의 성공적인 파트너십은 안전하고 효과적인 에센셜 오일 블렌드 개발에 기여하고 있습니다. Elequil Aromatabs와 같은 임상 현장, MRI, 방사선 종양학 분야에서의 성공 사례는 이러한 협력의 결실입니다. 국제아로마테라피협회 AIA 와 같은 단체에서 수립한 실무 표준은 학제 간 협력을 촉진하고, 고급 자격증 과정과 사례 연구 협업 등의 교육 및 연구 이니셔티브는 지식 공유와 모범 사례 확립에 기여하고 있습니다.

프랑스식 아로마테라피 도입 방식은 일관되고 표준화된 지침을 통해 체계적인 절차를 따릅니다. 의료진들은 방향성 압박 붕대 준비 등 에센셜 오일의 적절한 사용법에 대해 환자를 교육하고, 아로마테라피를 통해 자신의 치유와 건강 증진에 적극적으로 참여하도록 장려합니다. 약사들은 환자 교육과 에센셜 오일의 치료 계획 통합을 촉진하는 데 중요한 역할을 담당합니다. 프랑스의 아로마테라피 접근법은 적절한 용량, 농도, 적용 방법을 준수하여 에센셜 오일 사용 시 안전과 주의를 강조하며, 임상 근거와 연구에 기반을 두어 환자 결과 개선을 도모합니다.

메디컬 아로마테라피의 변혁적 힘은 에센셜 오일의 치료 특성뿐만 아니라 의료진과 환자 간의 시너지 효과에서 비롯됩니다. **프랑스 의료진들은 이러한 전인적 접근 방식을 수용하여 아로마테라피를 환자 케어 계획에 원활하게 통합함으로써 다양한 신체적, 정서적, 심리적 문제를 해결**하고 있습니다.

세심한 사례 연구와 환자 체험담을 통해 불안, 우울증, 스트레스 관리 등의 증상을 다루는 데 있어 에센셜 오일의 효능이 입증되고 있습니다. **개별 요구에 맞춘 아로마테라피 처방으로 환자의 전반적인 안녕과 회복 과정을 크게 향상**시킬 수 있습니다. 증상 식별, 환자 교육, 결과 측정에 초점을 맞춘 아로마테라피의 임상 관리를 통해 이 보완요법의 안전성과 효과를 보장합니다.

프랑스 메디컬 아로마테라피의 성공은 의료진과 아로마테라피스트 간의 긴밀한 파트너십에서 기인합니다. 이러한 협력을 통해 특정 환자군과 건강 요구에 부합하는 맞춤형 에센셜 오일 블렌드를 개발해 왔습니다. 임상 현장에서의 Elequil Aromatabs 활용부터 MRI, 방사선 종양학 분야에서의 아로마테라피 통합에 이르기까지, 이러한 파트너십은 다양한 의료 영역에서 아로마테라피의 범용성과 적응성을 입증하고 있습니다.

프랑스식 메디컬 아로마테라피의 핵심은 환자가 자신의 치유 여정에 능동적인 역할을 하도록 권한을 부여하는 것입니다. 방향성 압박 붕대 준비 등 에센셜 오일의 올바른 사용법에 대한 포괄적인 교육을 통해 환자는 일상생활에 아로마테라피를 접목하는 데 필요한 지식과 도구를 얻게 됩니다. 이러한 능동적 참여는 자신의 건강에 대한 통제력과 주인의식을 고취하여 환자 만족도와 치료 결과 향상에 기여합니다.

에센셜 오일의 힘을 수용하고 의료진과 아로마테라피스트 간의 강력한 파트너십을 육성함으로써, 우리는 아로마테라피가 환자 케어의 틀 안에 자연스럽게 통합되어 도움이 절실히 필요한 이들에게 희망, 치유, 새로운 안녕감을 선사하는 미래를 열어갈 수 있을 것입니다.

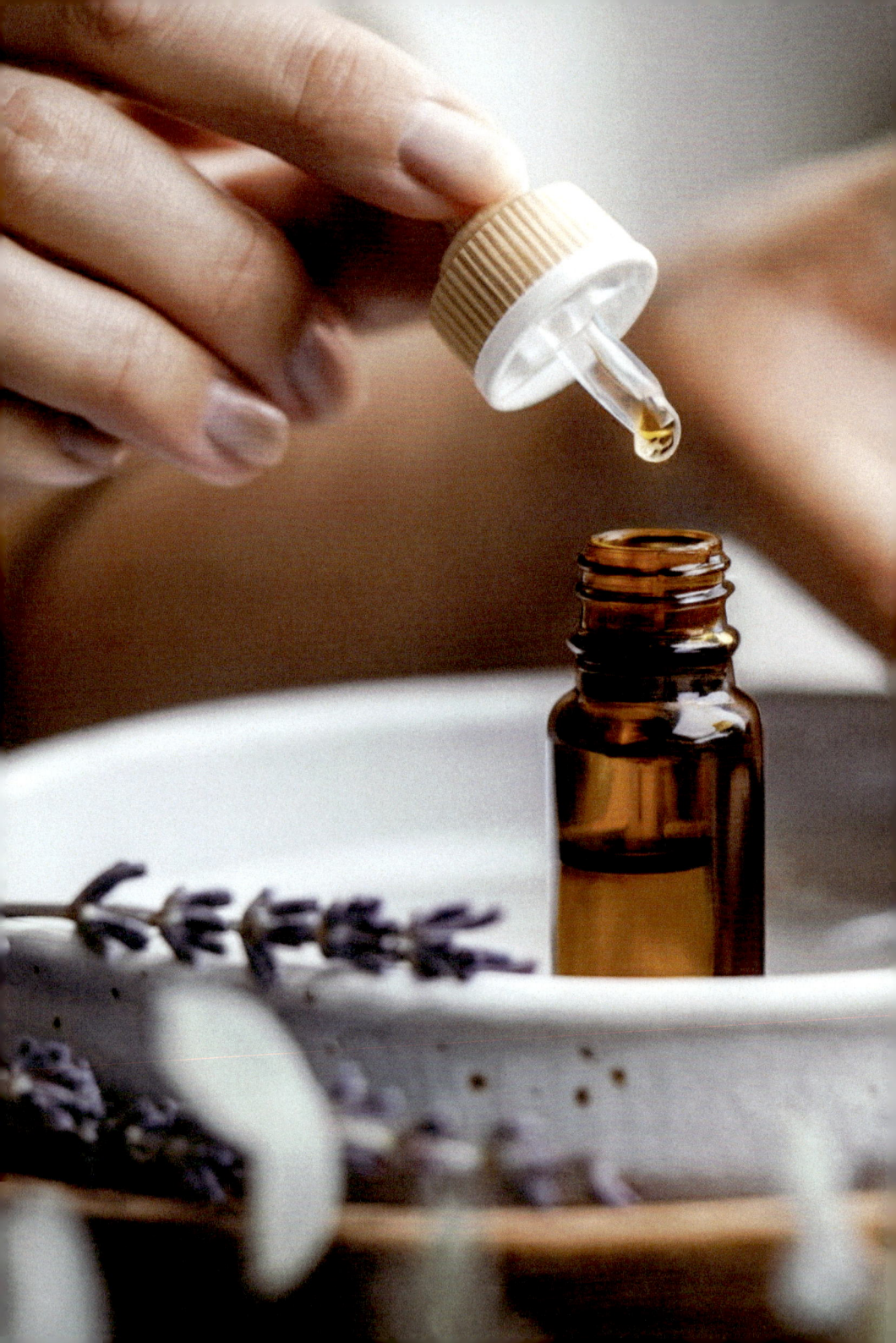

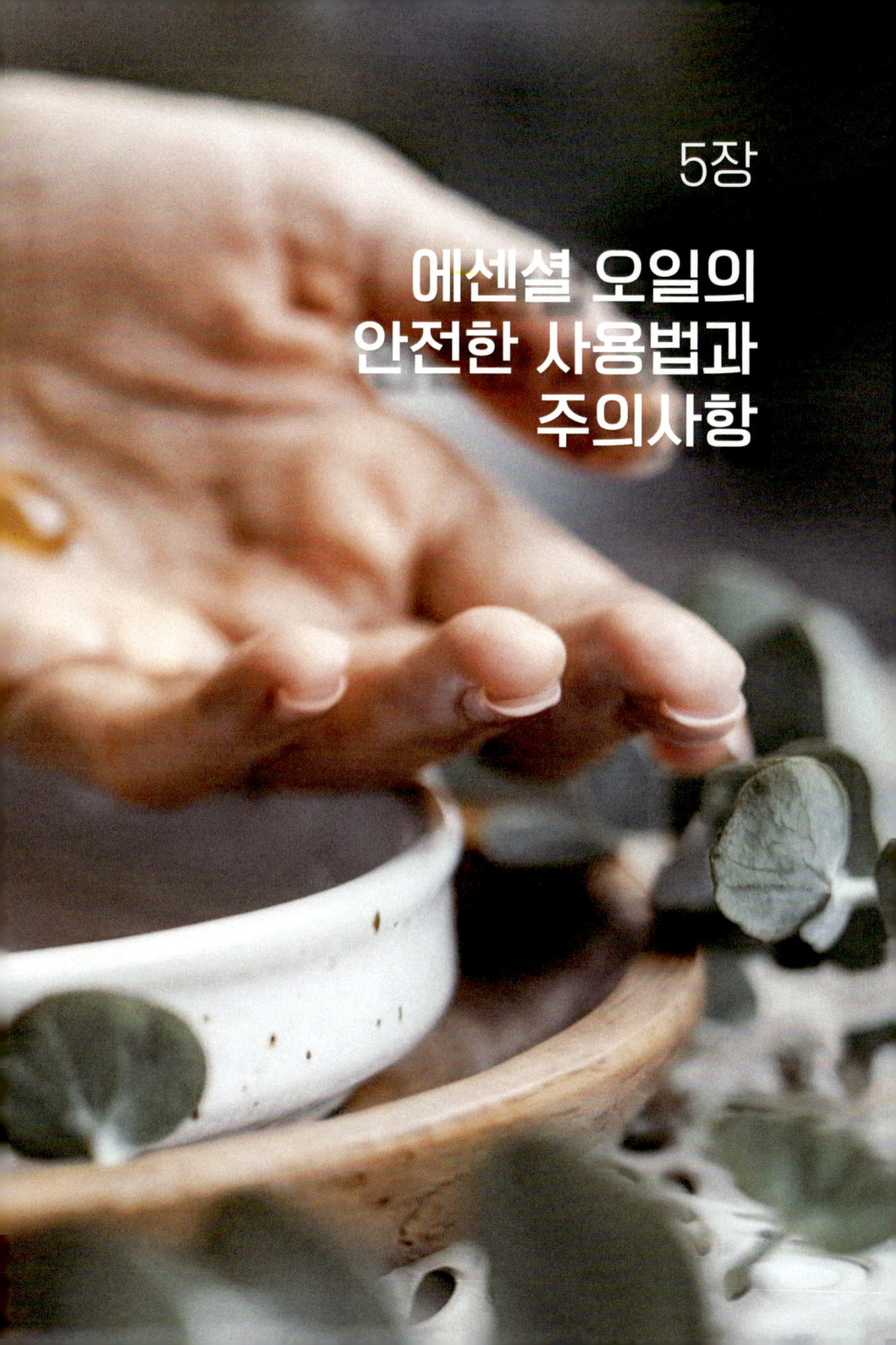

5장

에센셜 오일의 안전한 사용법과 주의사항

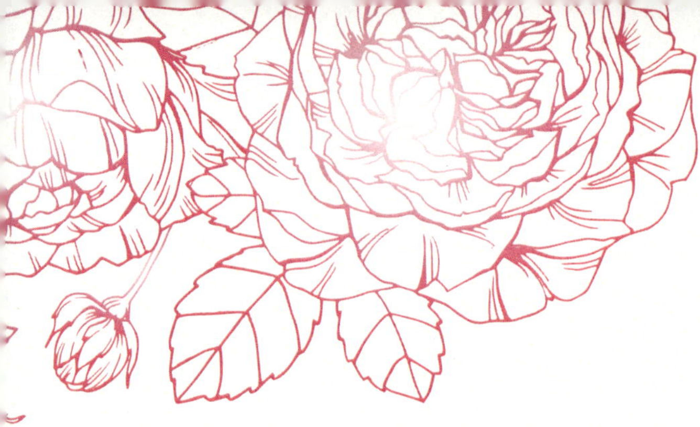

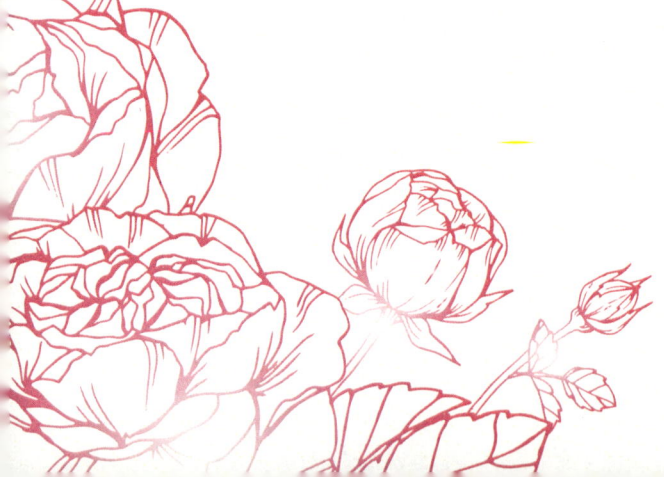

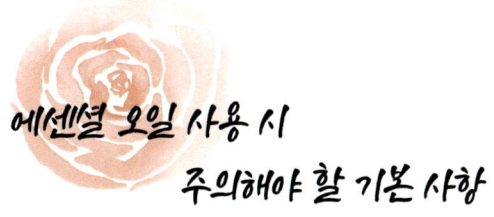

에센셜 오일 사용 시
주의해야 할 기본 사항

　에센셜 오일은 강력한 천연 치유제로서 다양한 이점을 제공하지만, 사용 시 주의를 기울여야 합니다. 이 장에서는 에센셜 오일을 안전하고 효과적으로 사용하기 위한 기본적인 고려 사항을 살펴보겠습니다. 적절한 희석 방법, 잠재적인 알레르기 반응을 확인하기 위한 패치 테스트, 에센셜 오일의 효능과 치료 특성을 유지하기 위한 최적의 보관 방법 등에 대해 알아보겠습니다.

　에센셜 오일을 안전하게 사용하는 데 있어 가장 중요한 측면 중 하나는 적절한 희석입니다. 에센셜 오일은 매우 강력하기 때문에 캐리어 오일로 희석하지 않고 피부에 직접 바르면 안 됩니다.

권장 희석 비율은 특정 오일, 사용 목적, 개인의 연령과 건강 상태에 따라 다릅니다. 일반적으로 성인의 경우 2% 희석이 안전한 것으로 간주되는데, 이는 30ml의 캐리어 오일에 약 12방울의 에센셜 오일을 섞는 것을 의미합니다. 그러나 어린이, 노인 또는 민감한 피부를 가진 사람의 경우에는 1% 이하의 희석이 권장됩니다. 항상 낮은 농도로 시작하여 필요한 경우 점차 증가시키는 것이 가장 좋습니다.

자신만의 에센셜 오일 블렌드를 만들 때는 정확한 측정과 적절한 블랜딩 기술을 사용하는 것이 중요합니다. 깨끗한 유리 스포이트나 피펫을 사용하여 에센셜 오일을 떨어뜨리고, 항상 캐리어 오일과 충분히 블랜딩하여 고르게 분포시켜야 합니다. 희석에 적합한 캐리어 오일로는 분획 코코넛 오일, 호호바 오일, 스위트 아몬드 오일, 포도씨 오일 등이 있습니다. 이러한 오일은 가볍고 피부에 잘 흡수되며 유통 기한이 깁니다.

새로운 에센셜 오일이나 블렌드를 사용하기 전에 잠재적인 알레르기 반응을 확인하기 위해 패치 테스트를 시행하는 것이 현명합니다. 이를 위해 사용할 농도의 두 배로 에센셜 오일을 캐리어 오일에 희석합니다. 희석된 오일을 소량 팔뚝 안쪽에 발라 밴드로

덮습니다. 24~48시간 동안 기다렸다가 발적, 가려움증 또는 자극 징후가 있는지 관찰합니다. 반응이 없으면 에센셜 오일을 의도한 대로 사용해도 안전할 것입니다. 그러나 불편감이나 부작용이 나타나면 즉시 사용을 중단하고 필요한 경우 의료진과 상담하세요.

적절한 보관은 에센셜 오일의 수명과 효능을 보장하는 또 다른 중요한 요소입니다. **에센셜 오일은 빛, 열, 공기에 노출되면 분해될 수 있는 휘발성 화합물**입니다. 효능을 유지하려면 뚜껑이 잘 맞는 짙은 색의 유리병에 담아 직사광선과 열원으로부터 멀리 떨어진 곳에 보관하는 것이 가장 좋습니다. 앰버색이나 코발트블루 유리병이 이상적인데, 자외선으로부터 오일을 보호해 줍니다. 에센셜 오일은 온도가 일정하게 유지되는 서랍이나 캐비닛과 같이 서늘하고 건조한 곳에 보관하세요. 특히 감귤류 오일은 냉장 보관하면 유통 기한이 연장될 수 있습니다.

희석 비율	캐리어 오일	에센셜 오일
2%	30ml	12방울
1%	30ml	6방울
0.5%	30ml	3방울

에센셜 오일 희석비율

에센셜 오일은 적절하게 보관하더라도 유통 기한이 제한적이라는 점에 유의해야 합니다. 대부분의 에센셜 오일은 특정 오일과 화학적 조성에 따라 1~5년 정도 지속될 수 있습니다. 샌달우드와 패출리 같은 일부 오일은 숙성되면서 오히려 향상될 수도 있습니다. 그러나 감귤류 오일과 같은 다른 오일은 리모넨 함량이 높아 더 빨리 산화되므로 유통 기한이 더 짧습니다. 에센셜 오일의 신선도를 추적하려면 각 병에 구매일과 권장 유통 기한을 라벨로 붙이세요.

적절한 희석, 패치 테스트, 보관 외에도 에센셜 오일 사용 시 유의해야 할 몇 가지 주의 사항이 있습니다. 안전성과 효과를 보장하려면 항상 평판이 좋은 출처에서 고품질의 순수한 에센셜 오일을 사용하세요. 자격을 갖춘 아로마테라피스트나 의료 제공자의 지도 없이 에센셜 오일을 내복하는 것은 피하세요. 어린이, 반려동물, 임산부 또는 수유 중인 여성 주변에서 에센셜 오일을 사용할 때는 주의하세요. 일부 오일은 이러한 그룹에 적합하지 않을 수 있습니다. 이러한 기본 지침을 따르고 에센셜 오일의 힘을 존중함으로써 향상된 웰빙과 아로마테라피 효과를 위해 일상생활에 에센셜 오일을 안전하고 효과적으로 통합할 수 있습니다. 이러한 농축 식물 추출물은 조금만 사용해도 효과가 크므로 천천히 시작하고 신체의 반응에 귀를 기울이세요. 에센셜 오일을 적절하게 사용하고 관리하면 자연 건강과 셀프 케어 루틴에 훌륭한 추가 요소가 될 수 있으며, 신체적, 정신적, 정서적으로 다양한 이점을 제공할 수 있습니다.

아로마테라피 여정을 시작할 때 다양한 에센셜 오일의 특성과 용도에 대해 배우는 시간을 가지세요. 흡입, 국소 사용, 디퓨전과 같은 다양한 적용 방법을 탐색하고 자신의 고유한 요구와 선호도에 가장 적합한 방법을 발견하세요. 서로의 치료 특성과 향기 프로필을 보완하는 에센셜 오일을 블랜딩하여 자신만의 맞춤형 블렌드를 만드세요. 그리고 무엇보다 이러한 놀라운 자연의 선물을 실험하는 것을 즐기고 그것들이 제공해야 하는 많은 이점을 누리세요. 이러한 기본적인 주의 사항을 이해하고 준수함으로써 향상된 건강, 행복, 웰빙을 위해 에센셜 오일의 힘을 안전하고 효과적으로 활용할 수 있게 될 것입니다. 아로마테라피의 멋진 세계로 뛰어들어 이 놀라운 식물 추출물의 삶을 변화시키는 잠재력을 발견하세요. 당신의 몸과 마음, 영혼이 그 선택에 감사할 것입니다.

피부 타입별 에센셜 오일
사용법과 주의사항

　에센셜 오일은 우리 피부에 생기를 불어넣는 자연의 선물과도 같습니다. 피부 타입에 따라 에센셜 오일을 적절히 선택하고 사용하는 것이 중요한데, 이는 마치 정원사가 식물의 특성과 생육 조건에 맞추어 정성껏 가꾸는 것과 같습니다. 각자의 피부 타입을 이해하고, 그에 맞는 에센셜 오일을 활용한다면 건강하고 빛나는 피부를 가꿀 수 있을 것입니다.

　피부 타입은 크게 지성, 건성, 복합성, 민감성, 중성으로 나눌 수 있습니다. 지성 피부는 피지 분비가 많아 번들거리고 모공이 넓은 반면, 건성 피부는 수분이 부족해 거칠고 각질이 일어나기 쉽습니다. 복합성 피부는 T존은 지성이고 볼은 건성 또는 중성인 경우가 많으며, 민감성 피부는 자극에 쉽게 반응하여 붉어지거나 가렵고 따가운 증상이 나타납니다. 중성 피부는 가장 이상적인 피부 타입으로, 너무 건조하지도 지성이지도 않으며 매끄러운 피부결을 가지고 있습니다. **자신의 피부 타입을 파악**했다면, 이제 에센셜 오일의 세계로 빠져들 때입니다. 중성 피부에는 카모마일 저먼, 펜넬, 제라늄, 자스민, 라벤더, 레몬, 네롤리, 팔마로사, 로즈, 일랑일랑 등의 밸런싱 오일이 피부의 조화와 수분 균형을 유지하는 데 도움이 됩니다. 건성 피부라면 보습에 탁월한 라벤더, 로즈,

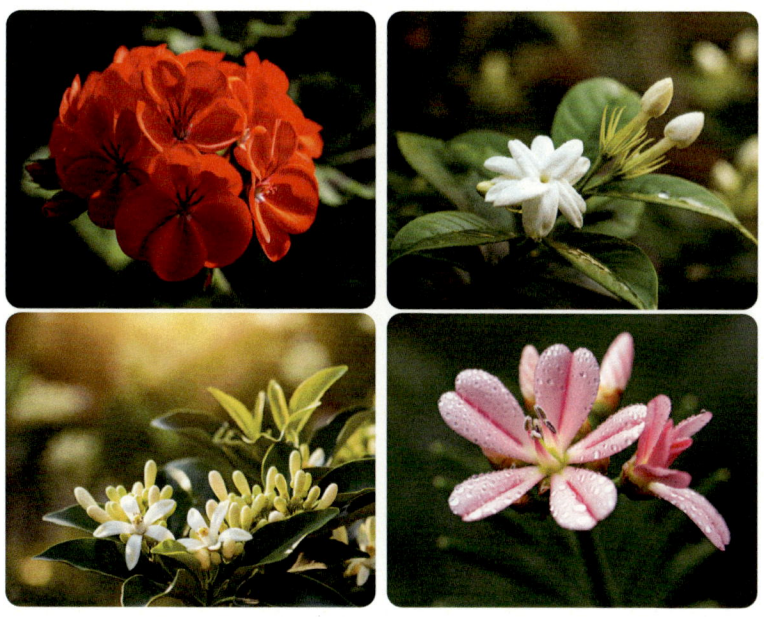

샌달우드, 캐롯씨드 오일 등이 좋은데, 이들은 항염 작용이 있어 피부를 진정시키고 촉촉하게 가꿔줍니다. 민감성 피부에는 카모마일, 라벤더, 샌달우드 등의 진정 효과가 있는 오일이, 지성 피부에는 티트리, 제라늄, 로즈마리 에센셜 오일이 피지 분비를 조절하고 번들거림을 줄이는 데 효과적입니다. **특정 피부 고민이 있다면, 맞춤형 에센셜 오일을 활용**해볼 수 있습니다. 여드름 피부에는 항균 작용이 있고 피부를 환하게 가꿔주는 레몬 에센셜 오일이 좋습니다. 노화가 진행된 피부라면 레몬, 로즈마리, 클래리 세이지 에센셜 오일이 잔주름 개선, 콜라겐 생성 촉진, 피부 탄력 증진에 도움을 줄 수 있습니다. 가렵고 붉은 피부에는 카모마일과 라벤더의 진정 효과를, 색소침착이나 흉터, 튼살이 고민이라면 레몬과 클래리 세이지의 브라이트닝 효과를 기대해볼 만합니다. 하지만 에센셜 오일을 사용할 때는 항상 주의가 필요합니다. 피부에 바르기 전 캐리어 오일로 반드시 희석해야 하며, 패치 테스트를 통해 알레르기 반응이나 자극이 있는지 확인해야 합니다. 피부 타입별로도 주의사항이 있는데, 중성 피부는 강한 스크럽이나 알코올 함유 제품을 피하고, 건성 피부는 피부를 건조하게 만드는 성분이 들어 있는 제품을 자제하며 일주일에 1~2회 정도만 각질 제거를 하는 것이 좋습니다. 민감성 피부는 제품 사용 전 패치 테스트를 꼭 해보고, 피부 관리 루틴을 최대한 간단하게 유지하는 것이 자극을 줄이는 방법입니다.

이와 함께 피부 타입에 상관없이 지켜야 할 기본 수칙도 있습니다. 자외선 차단제를 매일 꼭 바르고, 태닝 베드는 절대 가까이 하지 않아야 합니다. 피부에 자극을 주지 않는 순한 제품을 선택하여 피부 관리 루틴을 단순화하는 것도 중요합니다. 물을 충분히 마시고, 신선한 과일과 채소가 풍부한 균형 잡힌 식단을 유지하며, 규칙적으로 운동하는 것도 건강한 피부를 위한 필수 요소입니다.

아로마테라피 피부 관리를 시작하기에 앞서, 모든 사람의 피부가 제각기 다르다는 점을 명심해야 합니다. 어떤 이에게 잘 맞는 제품이 다른 이에게는 맞지 않을 수 있습니다. 인내심을 가지고 자신의 피부의 변화를 관찰하며, 필요에 따라 관리법을 조정해 나가는 것이 중요합니다. 적합한 에센셜 오일과 세심한 접근, 그리고 자기 관리에 대한 헌신만 있다면 누구나 자연의 힘으로 건강하고 빛나는 피부를 가질 수 있을 것입니다. 이제 깊게 숨을 들이마시고, 선택한 오일의 매혹적인 향기를 음미하며, 피부를 위한 아로마테라피의 놀라운 효과를 직접 경험해보시기 바랍니다.

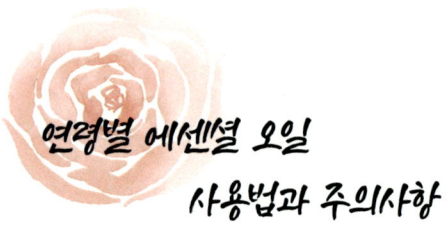

연령별 에센셜 오일 사용법과 주의사항

　에센셜 오일은 우리 삶의 다양한 영역에서 강력하고 효과적인 도구로 활용되고 있으며, 특히 영유아, 아동, 노인 등 연령대별로 맞춤화된 사용법과 주의사항을 숙지하는 것이 중요합니다. 에센셜 오일의 안전하고 효과적인 사용을 위해서는 전문가의 지도와 함께 개인의 건강 상태와 체질을 고려하여 적합한 오일을 선택하는 것이 필수적입니다.

　영유아의 경우, 피부가 매우 연약하기 때문에 에센셜 오일 사용 시 각별한 주의가 필요합니다. 항상 캐리어 오일과 함께 희석하여 사용해야 하며, 미국 홀리스틱 아로마테라피 협회[NAHA]에서는 생후

3개월 이상의 아기에게 0.5~1% 희석률을 권장하고 있습니다. 피부 반응 테스트를 실시하여 이상 반응이 없는지 확인하고, 아기의 얼굴 주변이나 목욕물에는 에센셜 오일을 사용하지 않도록 주의해야 합니다. 영유아에게 사용하기 좋은 에센셜 오일로는 라벤더와 카모마일 등이 있습니다. 이 오일들은 진정과 수면 촉진에 도움을 주어 아기의 취침 루틴에 활용하기 좋습니다. 또한 희석된 라벤더나 카모마일 오일을 베이비 마사지에 활용하면 아기를 진정시키고 편안하게 해줄 수 있습니다. 하지만 아이다호 탠지, 히솝, 윈터그린 등의 오일은 영유아에게 잠재적으로 유독하거나 자극적일 수 있으므로 피해야 합니다. 아이들이 성장하면서 점차 더 다양한 에센셜 오일을 일상생활에 도입할 수 있습니다. **아동의 경우** 나이와 체구에 따라 0.5~2.5%의 희석률을 적용할 수 있습니다. 스위트 오렌지와 만다린 같은 시트러스 계열의 오일은 3세 이상의 아동에게 기분 전환과 이완을 촉진하는 데 사용할 수 있습니다. 페퍼민트 오일은 30개월 이상의 아동에게 소화기 문제 완화에 도움이 될 수 있지만, 발작의 위험으로 인해 더 어린 아동에게는 피해야 합니다.

노인에게 에센셜 오일을 사용할 때는 그들의 고유한 건강 문제와 잠재적인 민감성을 고려해야 합니다. 나이가 들어감에 따라 피부는 더 연약해지고 반응하기 쉬워지므로, 노인 피부에 바를 때는 성인용 권장 비율의 절반을 사용하는 것이 중요합니다. 항상 캐리어 오일과 블렌딩하여 사용하고 패치 테스트를 실시하여 부작용이 없는지 확인해야 합니다. 에센셜 오일은 노인 인구의 건강과 웰빙을 지원하는 데 강력한 도구가 될 수 있습니다. 만성 통증으로 고통받는 분들을 위해 마사지 오일에 스위트 마조람, 라벤더, 블루 사이프러스, 투메릭을 블렌딩하면 근골격계 불편함을 완화하는 데 도움이 됩니다. 항바이러스, 항박테리아, 거담 작용이 있는 유칼립투스 스미시는 감기, 기침, 코막힘 등의 호흡기 문제를 완화하는 데 사용할 수 있습니다. **인지 기능과 정신적 웰빙을 지원하기 위해 로즈마리 오일**을 흡입하거나 방 전체에 분사하면 기억력을 높이고 염증을 완화하는 데 도움이 됩니다. **라벤더 오일은** 또 다른 다재다능한 선택으로, 이완을 촉진하고 스트레스와 불안을 줄이며 숙면을 돕습니다. **페퍼민트 오일은** 아침에 사용하여 에너지 수준을 높이고 정신 능력을 향상시킬 수 있으며, **일랑일랑 오일은** 건강한 수면 패턴을 촉진하고 우울증을 완화하는 데 도움이 될 수 있습니다.

　　에센셜 오일이 매우 유익할 수 있지만, 항상 주의를 기울여 자격을 갖춘 전문가의 지도 아래 사용해야 한다는 점을 기억하는 것이 중요합니다. 에센셜 오일을 일상 생활에 도입하기 전에 아로마테라피 전문가나 의료 전문가와 상의하여 안전하고 효과적으로 사용할 수 있도록 하십시오. 그들은 개인의 건강 상태를 고려하여 맞춤형 조언을 제공하고, 특정 문제를 해결하는 맞춤형 블렌드를 만드는 데 도움을 줄 수 있습니다.

우리가 웰빙을 지원하기 위한 자연적이고 전체적인 방법을 끊임없이 모색하는 세상에서 에센셜 오일은 강력하고 다재다능한 도구를 제공합니다. 이 장에서 설명한 지침을 따름으로써 가족의 막내부터 가장 연장자까지 사랑하는 사람들의 건강과 행복을 증진하기 위해 에센셜 오일을 안전하고 효과적으로 사용할 수 있습니다. 항상 아로마테라피에 대해 존중, 주의, 배우려는 자세로 접근하는 것을 기억하세요. 올바른 지식과 지도만 있다면 에센셜 오일의 변화무쌍한 힘을 발휘하여 삶 속의 모든 이들의 웰빙을 뒷받침하는 건강한 환경을 조성할 수 있을 것입니다.

연령대	영유아 (생후 3개월 이상)	아동 (3세 이상)	성인	노인
희석 비율	0.5–1%	0.5–2.5% (나이와 체구에 따라 조절)	2–3%	1–1.5% (성인 권장량의 1/2)

연령별 안전한 희석 비율

임신과 수유 기간 중 에센셜 오일 사용 시 주의사항

　임신과 수유 기간 동안 에센셜 오일을 안전하게 사용하기 위해서는 적절한 주의 사항을 숙지하는 것이 무엇보다 중요합니다. 에센셜 오일은 강력한 식물 추출물로서 매력적일 수 있지만, 산모와 아기의 건강을 위해서는 신중하고 지식을 갖춘 접근이 필요합니다.

　에센셜 오일 사용을 고려할 때는 잠재적인 위험과 이점을 인식해야 합니다. 라벤더, 로즈, 캐모마일 등 일부 오일은 일반적으로 안전하다고 여겨지며 진정 및 이완 효과를 제공할 수 있지만, 아니스, 바질, 자작나무, 장뇌, 시나몬 등의 오일은 태아에게 미칠 수 있는 잠재적 합병증과 알려지지 않은 영향으로 인해 피해야 합니다.

임신 중 에센셜 오일을 사용할 때는 적절한 희석 비율과 적용 방법을 이해하는 것 또한 중요합니다. 피부 자극을 방지하기 위해 호호바유, 코코넛유, 스위트 아몬드유 등의 캐리어 오일로 항상 희석한 후 국소 도포해야 합니다. 디퓨저를 사용하거나 천이나 솜에 직접 흡입하는 아로마테라피는 피부 접촉의 위험 없이 에센셜 오일의 이점을 안전하게 누릴 수 있는 방법입니다. 희석된 오일을 국소적으로 바를 때는 흡수를 최소화하기 위해 소량을 사용하고 상처 난 피부나 넓은 부위는 피해야 합니다. 임신으로 인해 피부 민감도가 높아지고 알레르기 반응의 위험이 증가할 수 있으므로, 소량으로 시작하여 반응을 면밀히 관찰하는 것이 중요합니다. 오레가노, 시나몬 껍질, 자스민, 레몬그라스 등의 오일은 피부 자극을 유발할 가능성이 더 높으므로 특별한 주의가 필요합니다. 또한 에센셜 오일을 섭취하는 것은 산모와 태아 모두에게 독성이 있고 해로울 수 있으므로 완전히 피해야 합니다.

일부 에센셜 오일이 임신 중에 일반적으로 안전하다고 여겨지지만, 안전하고 효과적인 사용을 위해서는 사용 전 의료 전문가와 상담하는 것이 중요합니다. 자격을 갖춘 아로마테라피스트나 의료 서비스 제공자는 개인의 건강 요인을 평가하고, 개인별 지침을 제공하며, 잠재적인 상호작용이나 부작용을 모니터링할 수 있습니다. 또한 특정 오일이 금기 사항이거나 위험을 초래할 경우 대안을 추천해줄 수 있습니다.

수유 기간 동안에도 에센셜 오일 사용 시 주의를 기울여야 합니다. 페퍼민트와 같은 일부 오일은 모유 공급에 영향을 줄 수 있고, 다른 오일은 모유를 통해 전달되어 수유 중인 아기에게 잠재적으로 해를 줄 수 있습니다. 수유 기간 동안에는 가슴 부위에 에센셜 오일을 국소적으로 사용하는 것을 피하고, 어떤 형태로든 사용하기 전에 의료 전문가와 상담하는 것이 가장 좋습니다.

앞서 언급한 오일 외에도 잠재적인 합병증이나 안전성 데이터 부족으로 인해 **임신과 수유 기간 동안 피해야 할 여러 오일이 있습니다. 여기에는 아니스, 베이, 베르가못, 클라리 세이지, 클로브, 삼나무, 민들레, 갈릭, 제라늄, 주니퍼, 마조람, 너트맥, 파슬리, 소나무, 레드 클로버, 로즈마리, 스위트 바질, 타임, 야로우, 일랑일랑 등이 포함**됩니다. 이러한 오일을 피해야 하는 이유는 다양하지만, 유산이나 조산의 위험, 안전성 데이터 부족, 알레르기 반응이나 약물과의 상호작용 가능성, 호르몬 생성에 미치는 영향, 오일의 높은 농도와 효능 등이 포함될 수 있습니다. 산모와 아기의 안전을 위해서는 임신과 수유 기간 동안 이러한 오일 사용을 피하는 것이 항상 더 좋습니다.

임신과 수유 기간 동안 에센셜 오일을 사용할 때는 이러한 강력한 식물 추출물이 신체에 미칠 수 있는 강력한 효과를 기억하는 것이 중요합니다. 많은 이점을 제공할 수 있지만, 이완, 기분 향상, 임신 중 흔한 불편함 완화 등을 위해서는 존중과 주의를 가지고 사용해야 합니다. 항상 오일을 적절히 희석하고, 적당량을 사용하며, 신체 반응에 귀 기울이세요. 만약 피부 자극, 두통, 메스꺼움 등의 부작용이 나타나면 즉시 사용을 중단하고 의료 전문가와 상담하세요. 모든 임신은 고유하며, 한 여성에게 안전한 것이 다른 여성에게는 안전하지 않을 수 있다는 점을 기억하세요. 본능을 믿고 항상 자신과 아기의 건강과 안녕을 최우선으로 생각하세요.

결론적으로 임신과 수유 기간 동안 에센셜 오일을 사용하는 것은 신체적, 정서적 안녕을 지원하는 멋진 방법이 될 수 있지만, 지식, 주의, 존중을 가지고 접근하는 것이 중요합니다. 잠재적인 위험과 이점을 이해하고, 적절한 희석과 적용 방법을 사용하며, 의료 전문가와 상담함으로써 이 특별한 시기에 에센셜 오일을 자기 관리 루틴에 안전하고 효과적으로 통합할 수 있습니다.

임신 및 수유기간 에센셜 오일 안전성 분류표

오일 이름	임신 중 안전성	수유 중 안전성	주의 사항	사용법
라벤더	안전	안전	민감한 피부에 자극이 있을 수 있음	디퓨저, 마사지 오일, 목욕 첨가물
카모마일	안전	안전	꽃가루 알레르기 있는 경우 주의	디퓨저, 마사지 오일, 피부 진정 크림 첨가물
로즈	안전	안전	고농도 사용 시 자극 가능	마사지 오일, 피부 케어
유칼립투스	피해야 함	피해야 함	기도 자극 가능, 고농도 사용 금지	사용 권장하지 않음
페퍼민트	피해야 함	피해야 함	임신 중 자궁 수축 유발 가능성	사용 권장하지 않음
로즈마리	피해야 함	피해야 함	자궁 수축 유발 가능성	사용 권장하지 않음
티트리	안전	안전	고농도 사용 시 피부 자극 가능	피부 트리트먼트, 디퓨저, 스킨케어
제라늄	안전	안전	민감성 피부 주의	피부 케어, 디퓨저, 마사지 오일
프랑킨센스	안전	안전	민감한 피부에 자극 가능	피부 트리트먼트, 명상용 디퓨저
레몬	주의 필요	주의 필요	햇빛에 민감할 수 있으니 사용 후 자외선 차단 필수	디퓨저, 마사지 오일, 클렌징 오일
클라리 세이지	피해야 함	피해야 함	자궁 수축 유발 가능성	사용 권장하지 않음
오렌지	안전	안전	고농도 사용 시 피부 자극 가능	디퓨저, 마사지 오일, 에너지 부스트용 오일
자스민	안전	안전	고농도 사용 시 피부 자극 가능	마사지 오일, 스킨케어

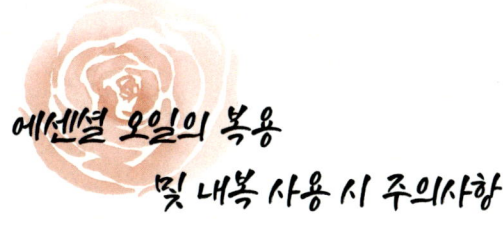
에센셜 오일의 복용 및 내복 사용 시 주의사항

에센셜 오일의 매혹적인 향기에 이끌려 그 효능을 직접 경험하고 싶은 유혹에 빠지기 쉽습니다. 하지만 에센셜 오일을 섭취하거나 캡슐로 복용하기에 앞서, 우리는 잠시 멈추어 서서 그 잠재적 위험성에 대해 숙고하고 전문가의 지도를 구하는 것이 얼마나 중요한지 깨달아야 합니다.

청량감 넘치는 페퍼민트 오일의 향기를 떠올려 봅시다. 소화불량을 완화시켜줄 것만 같은 이 오일도 적절한 희석과 용량 없이 사용한다면 **역류성 식도염과 위장 자극을 유발**할 수 있습니다. 상쾌하고 기분 좋은 베르가못 오일의 경우, 햇빛에 노출되기 전 피부에 도포하면 **광과민성 반응**을 일으켜 피부가 민감해지고 화상을 입기 쉽습니다. 이러한 사례들은 에센셜 오일을 부적절하게 섭취하거나 내복했을 때 알레르기 반응, 간 손상, 약물 상호작용, 신경계 문제 등 다양한 부작용이 나타날 수 있음을 경고하고 있습니다. 따라서 에센셜 오일의 내복은 절대 자격을 갖춘 아로마테라피 전문가의 지도 없이 시도해서는 안 되는 위험한 길입니다.

에센셜 오일을 안전하게 섭취하고 내복하기 위해서는 철저한 가이드라인을 준수해야 합니다. 보통 5% 미만으로 농도를 맞추고, 1온스(약 30ml)의 캐리어 오일 당 단 몇 방울의 에센셜 오일만 사용해야 합니다. 또한 **24시간 동안 20방울을 초과하지 않도록 소량부터 시작하여 점진적으로 용량을 늘려가는 것이 바람직**합니다. 장기간 사용 시에는 더욱 낮은 용량을 유지하면서 신체 반응을 면밀히 관찰해야 합니다. 그러나 이러한 지침을 숙지하더라도 전문가의 감독이 얼마나 중요한지는 아무리 강조해도 지나치지 않습니다. 아로마테라피 전문가들은 에센셜 오일의 안전성에 대한 방대한 지식을 갖추고 있어, 개개인의 필요에 맞는 맞춤형 가이드를 제공할 수 있습니다. 이들은 에센셜 오일의 오남용을 방지하고, 아로마테라피와 기존 의학의 조화로운 통합을 도모하며, 적절한 적용 방법과 용량, 블렌딩에 대해 교육할 수 있습니다.

전문가들에게 조언을 구함으로써, 우리는 개인의 건강 상태와 복용 중인 약물, 알레르기 등을 고려한 맞춤형 자문을 받을 수 있습니다. 이들은 순도 높고 품질 좋은 에센셜 오일을 선별하는 과정을 안내하고, 부작용 발생 시 대처 방안에 대해서도 명확한 지침을 제공해 줄 것입니다. 더 나아가 Rhiannon Lewis와 Jodi Baglien 등 많은 아로마테라피 전문가들은 안전하고 효과적인 에센셜 오일 사용법에 대한 이해를 심화시킬 수 있는 교육 프로그램과 학습 자료를 제공하고 있습니다. 우리가 에센셜 오일에 대해 꾸준히 배우고 공부함으로써, 이 강력한 식물 에센스를 현명하게 다루는 책임감 있는 사용자가 될 수 있을 것입니다.

결국 에센셜 오일의 변혁적인 잠재력을 안전하게 활용하기 위해서는 신중함과 경외심, 그리고 지식에 대한 갈망을 가지고 접근해야 합니다. 유자격 아로마테라피 전문가들과 상의하고, 안전 지침을 준수하며, 꾸준히 학습해 나감으로써 우리는 건강한 삶을 향한 아로마테라피의 여정을 시작할 수 있습니다. 현명한 마음가짐으로 앞서 걸어간 이들의 전문성에 귀 기울이고, 한 방울 한 방울 정성스럽게 에센셜 오일을 활용하여 우리의 삶을 더욱 풍요롭게 가꾸어 나갑시다.

에센셜 오일 사용 시
알레르기 반응 및 부작용 대처법

에센셜 오일은 자연이 선사한 귀중한 선물이지만, 동시에 강력한 성분을 지닌 물질이기에 부적절하게 사용할 경우 부작용을 초래할 수 있습니다. 에센셜 오일의 안전한 사용을 위해서는 발생 가능한 알레르기 반응과 부작용의 증상을 인지하고, 적절히 대처하는 방법을 숙지하는 것이 무엇보다 중요합니다.

에센셜 오일 사용 시 가장 흔히 접할 수 있는 부작용은 피부 자극입니다. 가려움, 발적, 인설, 심한 경우 두드러기까지 나타날 수 있는데, 이는 피부가 에센셜 오일이라는 알레르겐에 직접 노출되어 발생하는 접촉성 피부염의 증상입니다. **반응의 정도는 개인**

의 민감도와 사용한 에센셜 오일의 농도에 따라 경미한 수준에서 심각한 수준까지 다양하게 나타날 수 있으며, 때로는 자극이 초기 접촉 부위를 넘어 다른 피부 영역으로 확산되기도 합니다.

에센셜 오일이 눈의 민감한 조직에 직접 닿을 경우 눈 자극이 발생할 수 있습니다. 충혈, 작열감, 과도한 눈물 분비 등의 증상이 동반될 수 있으므로, 에센셜 오일을 눈 주변에서 사용할 때는 각별한 주의가 필요하며, 오일을 다룬 후에는 얼굴을 만지거나 눈을 비비지 않도록 유의해야 합니다.

에센셜 오일을 흡입하는 것 역시 부작용을 초래할 수 있는데, 특히 호흡기 질환이나 천식을 앓고 있는 사람들은 더욱 주의가 필요합니다. 고농도의 에센셜 오일을 사용하거나 환기가 잘 되지 않는 공간에서 사용할 경우, 코 자극, 기침, 호흡 곤란 등의 증상이 나타날 수 있습니다. 심한 경우에는 에센셜 오일의 흡입으로 인해 천식 발작이나 중증 호흡기 반응이 촉발될 수도 있습니다.

레몬, 오렌지 등의 시트러스 계열 에센셜 오일은 피부에 바른 후 햇빛에 노출되면 광과민성 반응을 일으킬 수 있습니다. 이는 오일 성분이 자외선과 상호작용하여 피부 손상, 발적, 심한 경우 수포 형성을 초래하는 현상입니다. 광과민성 반응을 예방하기 위해서는 시트러스 오일이나 기타 광과민성 에센셜 오일을 피부에 바른 후, 특히 햇빛이 강한 시간대에는 실외 활동을 자제하는 것이 좋습니다.

에센셜 오일 사용 중 부작용이 발생하면 가장 먼저 사용을 중단해야 합니다. 피부 자극의 경우, **순한 비누와 찬물**로 해당 부위를 부드럽게 씻어내어 남아있는 오일 성분을 제거합니다. 차가운 압박 요법을 적용하거나 **무향의 진정 효과가 있는 보습제**를 발라주면 불편함을 완화하고 염증을 줄이는 데 도움이 됩니다.

눈 자극이 발생했을 때는 오염되지 않은 다른 쪽 눈으로 물이 흐르도록 하면서, 눈의 안쪽에서 바깥쪽으로 흐르는 방향으로 몇 분간 찬물로 씻어내야 합니다. 자극 증상이 지속되거나 악화될 경우에는 의사의 진료를 받아야 합니다.

에센셜 오일을 흡입한 후 호흡기 증상이 나타나면 신선한 공기가 잘 통하는 곳으로 이동하여 천천히 깊게 호흡합니다. 증상이 가라앉지 않거나 호흡 곤란이 있을 경우에는 신속히 의료 지원을 받아야 합니다.

부작용의 위험을 최소화하기 위해서는 에센셜 오일을 안전하게 사용하는 것이 무엇보다 중요합니다. 피부에 직접 바르기 전에는 항상 캐리어 오일로 희석하고, 새로운 오일을 사용할 때는 피부의 작은 부위에 패치 테스트를 실시하여 알레르기 반응 여부를 확인해야 합니다. 디퓨저나 흡입용으로 에센셜 오일을 사용할 때는 환기가 잘 되는 공간에서 짧은 시간 동안 노출되도록 하여 호흡기 자극을 예방합니다.

에센셜 오일의 잠재적인 위험성과 부작용을 최소화하기 위해 양질의 오일을 구매하는 것도 중요한 요소입니다. 순도가 낮거나 부적절하게 보관된 오일은 부작용의 위험을 높일 수 있으므로, 신뢰할 수 있는 공급처에서 에센셜 오일을 구매해야 합니다. 또한 열과 빛으로부터 보호하기 위해 어두운 색의 유리병에 보관하는 것이 에센셜 오일의 효능과 안전성을 유지하는 데 도움이 됩니다.

알레르기나 민감성의 병력이 있거나, 임신, 수유 중이거나, 기저 질환이 있는 경우에는 에센셜 오일을 사용하기 전에 의료 전문가와 상담하는 것이 바람직합니다. 전문가는 개인의 특성과 필요에 맞는 맞춤형 조언을 제공하고, 에센셜 오일을 안전하고 효과적으로 사용할 수 있도록 도와줄 것입니다.

전문가의 조언을 구하는 것 외에도 에센셜 오일의 특성과 잠재적 위험성에 대해 스스로 학습하는 것이 부작용을 예방하는 데 있어 핵심적입니다. 각 오일의 권장 희석 비율을 숙지하고, 광과민성을 유발하거나 피부 자극의 위험이 높은 오일에 대해 알아두는 것이 중요합니다.

에센셜 오일의 치료 효과를 누리면서도 알레르기 반응과 부작용의 위험을 최소화하기 위해서는 올바른 정보를 바탕으로 안전한 사용법을 실천하고, 신체의 반응에 귀를 기울이는 자세가 필요합니다. 에센셜 오일은 강력한 물질이므로 존중과 주의를 가지고 다뤄야 한다는 점을 명심해야 합니다. 이를 통해 에센셜 오일의 치료적 특성을 안전하고 효과적으로 활용하여 전반적인 건강과 웰빙을 증진시킬 수 있을 것입니다.

에센셜 오일의 안전한 사용법 및 부작용 발생 시 대처 방안

사용법	안전한 사용법	부작용 발생 시 대처 방안
디퓨저 사용	– 5~6방울 정도만 사용 – 환기가 잘 되는 곳에서 사용 – 1시간 이상 사용하지 않기	– 즉시 디퓨저 사용 중단 – 공기를 환기시키고, 호흡 곤란 시 의사와 상담
피부에 직접 사용	– 항상 캐리어 오일로 1~2% 비율로 희석 후 사용 – 손목 안쪽에 패치 테스트 실시	– 즉시 물로 씻어내고, 심한 경우 의사와 상담 – 발진이 심하면 항히스타민 크림 사용
목욕 첨가물로 사용	– 에센셜 오일을 캐리어 오일에 희석 후 사용 – 5~6방울 이하로 사용	– 즉시 목욕 중단 및 피부를 깨끗한 물로 헹구기 – 피부 자극이 심하면 의사 상담
마사지 오일로 사용	– 에센셜 오일을 반드시 캐리어 오일에 1~2% 비율로 희석 – 민감성 피부에 적합한 오일 선택	– 마사지 중단 후 즉시 씻어내기 – 자극이 지속되면 의료 상담
아로마 스프레이로 사용	– 물과 에센셜 오일을 섞어 스프레이에 담아 공기 중에 분사 – 눈, 입에 닿지 않도록 주의	– 눈이나 피부에 닿았을 경우 물로 충분히 씻어내기 – 자극이 심하면 의사와 상담
입으로 섭취 (주의 필요)	– 전문가의 지도가 있을 때만 섭취 – 식용으로 허가된 에센셜 오일만 소량 사용	– 즉시 섭취 중단 – 구토나 복통 시 의사와 상담 – 필요한 경우 응급실 방문
임신 중 사용	– 반드시 의사와 상담 후 사용 – 저농도로 제한적 사용 – 특정 오일은 피해야 함 (예: 페퍼민트, 로즈마리)	– 사용 중단 – 증상이 나타나면 의사와 즉시 상담

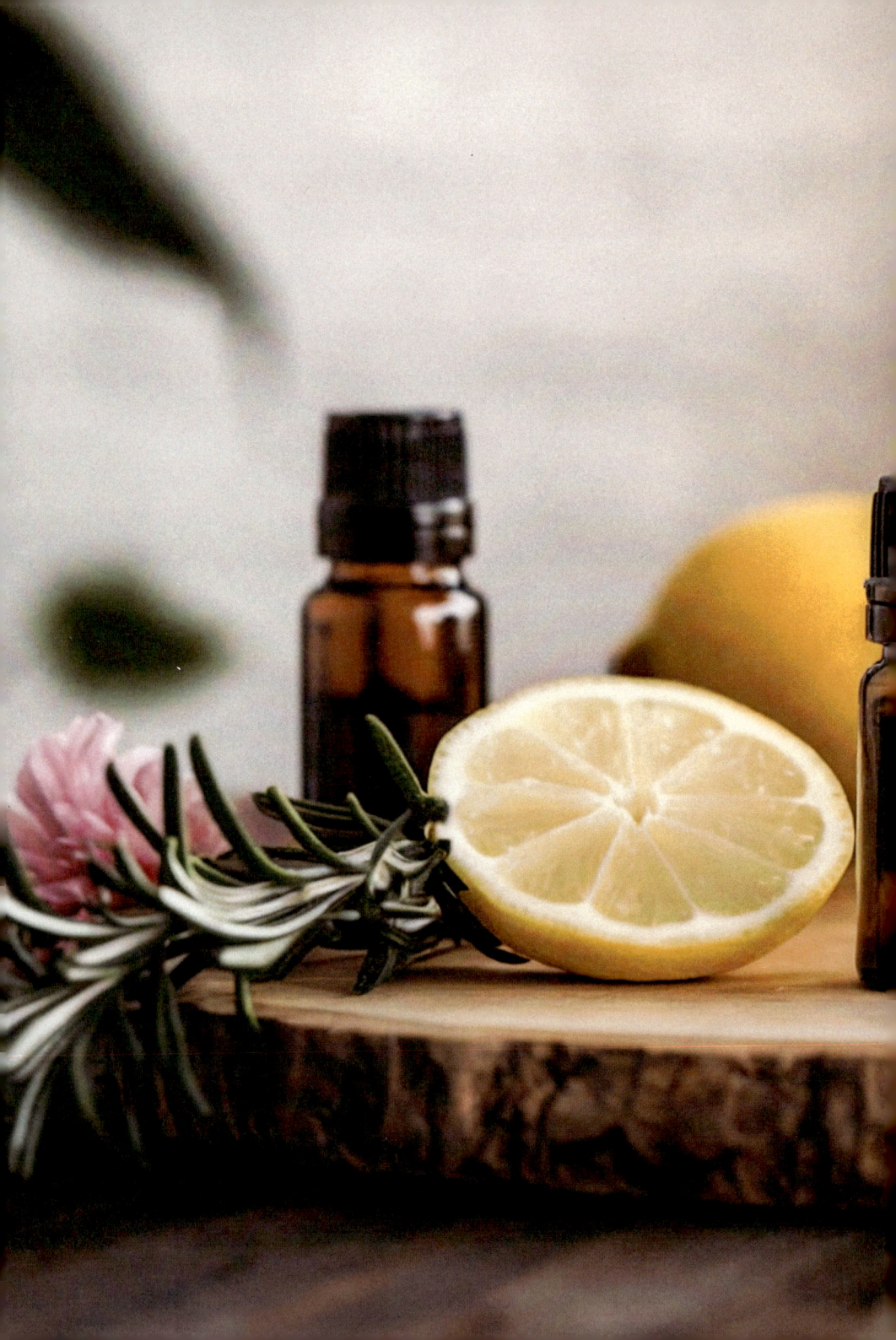

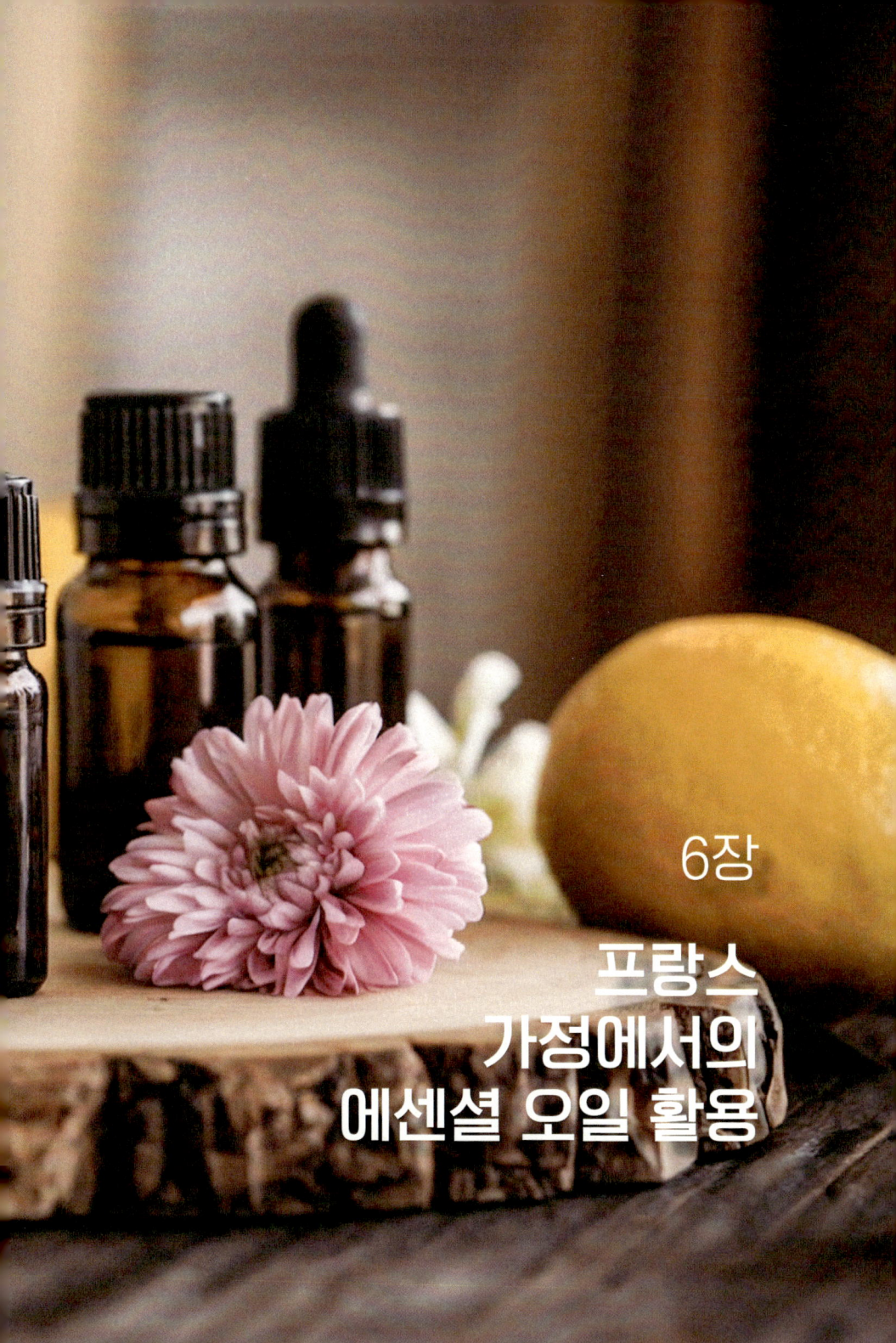

6장

프랑스 가정에서의 에센셜 오일 활용

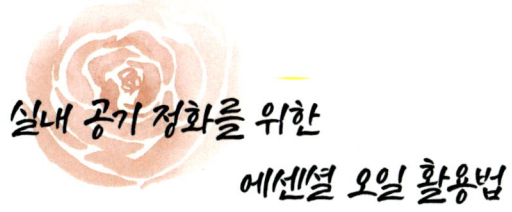
실내 공기 정화를 위한 에센셜 오일 활용법

우리가 숨 쉬는 공기는 생명의 근원이지만, 종종 그 소중함을 간과하곤 합니다. 오염과 오염물질이 만연한 현대 사회에서 우리가 들이마시는 공기의 질은 건강과 안녕에 깊은 영향을 미칩니다. 아로마테라피스트로서 저는 에센셜 오일이 깨끗하고 상쾌하며 건강한 실내 환경을 조성하는 데 있어 변화를 주도하는 힘을 직접 목격해 왔습니다. 이러한 강력한 식물 추출물의 천연 특성을 활용함으로써 우리는 숨 쉬는 공기를 정화하고 가정과 직장에서 활력과 건강함을 증진할 수 있습니다.

공기 정화에 가장 효과적인 에센셜 오일을 선택할 때, 몇 가지 옵션이 뛰어난 항균, 항바이러스 및 세정 특성으로 두드러집니다. **강력한 살균 성질로 유명한 티트리 오일은 공기 중 세균과 오염물질에 맞서는 선두 주자**입니다. 항진균, 항바이러스 및 항균 특성은 공기 중 유해 미생물을 제거하는 동시에 스트레스를 줄이고 휴식을 촉진하는 이상적인 선택이 됩니다. 최적의 결과를 위해 티트리 오일 5~10방울을 권장량의 물이 담긴 디퓨저에 넣고 그 정화 증기가 공간에 스며들도록 합니다. **유칼립투스 오일은** 살균 특성과 호흡기를 통한 분비물 배출을 촉진하는 능력으로 유명합니다. 면역 체계를 자극하는 유칼립투스 오일은 이비인후과 감염을 예방하는 데 도움이 되어 포괄적인 공기 정화 요법의 필수 구성 요소가 됩니다. 디퓨저에서 단독으로 사용하거나 더 시너지 효과를 위해 다른 오일과 블랜딩하여 사용하는 유칼립투스 오일은 아로마테라피스트의 무기고에서 강력한 도구입니다. 주목할 만한 항균 특성을 가진 **천연 살균제인 레몬 오일**은 공기 정화의 세계에서 또 다른 주요 요소입니다. 밝고 신선한 향은 감각을 활기차게 할 뿐만 아니라 공기 중에 남아 있는 박테리아와 기타 유해한 세균을 효과적으로 제거합니다. 가정용 세제에 흔히 포함되는 레몬 오일은 디퓨저에 추가하거나 다른 상호 보완적인 오일과 블랜딩하여 공기 정화 루틴에 쉽게 통합할 수 있습니다. **진정 및 완화 효과로 사랑받는 라**

벤더 오일은 공기를 정화하고 박테리아와 기타 세균을 제거하는 데 도움이 되는 천연 항균 특성도 자랑합니다. 부드럽고 꽃 향기 나는 향은 휴식과 평온함을 촉진하여 고요하고 건강한 환경을 조성하는 이상적인 선택이 됩니다. 단독으로 확산시키거나 다른 오일과 블랜딩하여 사용하는 라벤더 오일은 실내 공기 품질을 높이고자 하는 사람에게 필수적입니다.

에센셜 오일을 공기 정화에 사용할 때는 안전과 효과를 보장하기 위해 적절한 사용 지침을 따르는 것이 중요합니다. 자극의 위험을 최소화하기 위해 에센셜 오일을 항상 피부에 바르기 전에 캐리어 오일로 희석하세요. 디퓨저는 에센셜 오일의 이점을 공기 중으로 분산시키는 훌륭한 방법이며, 다른 오일을 블랜딩하면 울혈이나 스트레스와 같은 특정 건강 문제를 해결하는 맞춤형 블렌드를 만들 수 있습니다. 천연 가정용 살균제의 경우 선택한 에센셜 오일을 몇 방울 물과 식초로 채운 스프레이 병에 넣고 공간을 상쾌하게 만드는 데 사용하면 됩니다.

실내에서 에센셜 오일을 확산시키는 안전하고 효과적인 방법은 여러 가지가 있으며, 가장 안전하고 효율적인 옵션으로 널리 알려진 전기 디퓨저는 열을 사용하지 않고 에센셜 오일 분자를 공기 중으로 분산시켜 어린이와 애완동물 주변에서 사용하기에 적합합니다. 초음파 안개 분무기와 증발기는 에센셜 오일을 환경에 부드럽고 일관되게 방출하는 인기 있는 전기 디퓨저의 예입니다.

디퓨저 외에도 에센셜 오일은 스프레이와 세제에 첨가하여 공기 정화에 더욱 다양한 접근 방식을 취할 수 있습니다. 에센셜 오일과 증류수를 스프레이 병에 블랜딩하여 만든 룸 스프레이는 열이나 전기 없이도 공기를 빠르고 휴대하기 편리하게 새롭게 할 수 있는 방법을 제공합니다. 그러나 에센셜 오일은 시간이 지남에 따라 플라스틱을 변질시킬 수 있으므로 장기 보관을 위해서는 유리병을 사용하는 것이 중요합니다. 에센셜 오일은 또한 다양한 세제에 첨가하여 천연 방향 효과를 높일 수 있습니다. 식기 세척기 비누 디스펜서에 몇 방울을 넣어 반짝이는 그릇과 신선한 향을 내거나 베이킹 소다와 블랜딩하여 냄새 제거 카펫 가루를 만드세요. 페파민트 오일을 솜에 넣어 쥐를 쫓아내거나 레몬 오일을 사용하여 남아있는 생선 냄새를 제거하는 등 화학 기반 방향제 대신 에센셜 오일을 사용할 수도 있습니다.

에센셜 오일을 공기 정화에 사용할 때는 부작용을 예방하기 위해 적절한 안전 예방 조치를 따르는 것이 중요합니다. 항상 캐리어 오일 1온스당 오일 6방울의 일반적인 희석 비율로 에센셜 오일을 캐리어 오일로 희석하세요. 새로운 에센셜 오일을 사용하기 전에 피부의 작은 부위에 패치 테스트를 실시하여 부작용이 있는지 확인하고, 강한 향이 쌓이는 것을 방지하기 위해 환기가 잘 되는 곳에서 오일을 확산시키세요. 간헐적인 확산 설정을 사용하여 공기가 에센셜 오일로 포화되는 것을 피하고, 일부 오일이 독성이거나 자극적일 수 있으므로 어린이와 반려동물 주변에서 사용할 때는 주의하세요. 임신부와 수유모는 일부 오일이 해롭기 때문에 에센셜 오일을 사용하기 전에 의료 전문가와 상담해야 합니다.

에센셜 오일을 이용해 쾌적하고 건강한 실내 분위기를 만드는 것은 공기를 정화할 뿐만 아니라 이완, 집중력 또는 기분을 좋게 하는 블렌드를 선택하는 것을 포함합니다. 페퍼민트, 유칼립투스, 히솝, 로즈마리를 블랜딩한 "Clear the Air"와 같은 정화 블렌드는 공기 중 세균과 불순물을 제거하는 동시에 신선하고 활기찬 분위기를 조성하는 데 도움이 됩니다. 레몬, 자몽, 베르가못의 블렌드인 "Citrus Fresh"는 감귤류 오일의 항균 및 세정 특성을 이용하여 공기를 효과적으로 정화하고 상쾌한 향을 남깁니다. 라벤더, 샌달우드, 베르가못이 포함된 "Peaceful Sleep"과 같은 블렌드는 이완을 위해 평온함을 촉진하고 스트레스와 불안을 줄여 편안한 분위기를 조성합니다. 프랑킨센스, 몰약, 일랑일랑의 조합인 "Tranquil Mind"는 진정 및 접지 특성을 제공하여 정신적 명료성과 이완을 촉진합니다. 집중력을 높이고 기분을 좋게 하기 위해 페퍼민트, 로즈마리, 유칼립투스의 블렌드인 "Mental Clarity"는 정신적 집중력과 명료성을 자극하여 경계심을 높이고 정신적 피로를 줄이는 데 도움이 됩니다. 레몬, 자몽, 제라늄을 블랜딩한 "Uplifting Mood"는 제라늄의 균형 잡힌 효과와 함께 감귤류 오일의 상쾌하고 기분을 좋게 하는 특성을 활용하여 긍정적이고 활기찬 기분을 촉진합니다.

건강한 실내 환경을 만들기 위해 에센셜 오일을 사용할 때는 오일의 치료 특성을 보존하고 더 넓은 영역을 커버할 수 있는 네뷸라이징 디퓨저와 같은 적절한 디퓨저를 선택하는 것이 중요합니다. 상호 보완적인 특성을 가진 에센셜 오일을 블렌딩하면 시너지 효과를 낼 수 있어 그 이점이 향상됩니다. 효과를 극대화하기 위해서는 항상 합성 성분이 없는 고품질의 순수하고 희석되지 않은 에센셜 오일을 사용하고, 원하는 효과를 얻기 위해 방의 크기에 따라 사용하는 오일의 양을 조절하세요. 에센셜 오일과 공기청정기, 식물 등의 다른 방법을 블렌딩하면 실내 공기질과 웰빙에 대한 포괄적인 접근 방식을 만들 수 있습니다.

계절별 프랑스인들의
에센셜 오일 사용법

프랑스인들은 계절의 변화에 따라 에센셜 오일을 달리 사용하며, 이를 통해 신체적, 정신적 웰빙을 관리합니다. 봄, 여름, 가을, 겨울마다 그 계절에 맞는 에센셜 오일을 선택하고 활용하는 것은 프랑스 아로마테라피의 오랜 전통이자 지혜로, 자연의 힘을 빌려 건강한 삶을 영위하고자 하는 그들의 라이프스타일을 보여주는 좋은 사례입니다.

봄이 되면 프랑스인들은 레몬, 페퍼민트, 로즈마리 에센셜 오일을 즐겨 사용합니다. 레몬 오일의 상큼한 시트러스 향은 겨울의 억눌림에서 벗어나 기분을 높이고 활력을 불어넣어 주며, 새로운 모험과 도전의 즐거움을 선사합니다. 또한 레몬 오일은 탁월한 정화력으로 봄맞이 대청소에 빠질 수 없는 아이템이기도 합니다. 페퍼민트 오일은 계절성 알레르기 증상 완화에 효과적일 뿐 아니라, 멘톨 성분이 정신을 맑게 해주어 새로운 봄의 목표를 향해 집중력을 발휘하는 데 도움을 줍니다. 로즈마리 오일 역시 정신적 자극을 통해 기억력과 집중력 향상에 기여하며, 공기 정화 효과로 상쾌하고 편안한 실내 분위기를 조성합니다.

여름에는 라벤더, 유칼립투스, 시트로넬라 에센셜 오일이 인기입니다. 라벤더 오일은 진정 및 이완 효과로 일광화상 진정과 피부 보호에 탁월하며, 리날롤 성분이 풍부해 모기 등의 해충 기피에도 효과적입니다. 유칼립투스 오일은 청량감과 상쾌함을 선사해 무더운 여름날 더위를 식혀주며, 역시 모기 기피 효과가 있어 아웃도어 활동 시 유용합니다. 시트로넬라 오일은 벌레 퇴치에 탁월한 것으로 유명한데, 모기나 벌레를 쫓는 스프레이나 캔들의 주요 성분으로 활용됩니다.

가을과 겨울에는 티트리, 오레가노, 프랑킨센스 에센셜 오일이 많이 쓰입니다. 티트리 오일은 강력한 항균 작용으로 호흡기 감염을 예방하고 면역력을 높이는 데 도움을 주어, 감기나 독감

시즌에 아로마테라피용으로 활용됩니다. 오레가노 오일은 항균, 항염 효과가 뛰어나 호흡기 감염 치료에 효과적이며, 시너지 효과를 위해 다른 오일과 블렌딩되어 사용되곤 합니다. 프랑킨센스 오일은 소염 작용으로 기관지염이나 천식 등 호흡기 염증을 완화시키며, 마음을 평온하게 해주어 아늑한 실내 분위기를 연출하는 데에도 제격입니다.

이처럼 프랑스인들은 계절별로 에센셜 오일을 달리 사용함으로써 자연이 선사하는 혜택을 누리며 건강을 관리합니다. 디퓨징, 도포, 직접 흡입 등 다양한 방법을 통해 에센셜 오일을 일상에 활용하는 그들의 모습에서 우리는 배울 점이 많습니다. 계절의 변화에 적응하는 것이 힘들 때, 프랑스인들처럼 에센셜 오일 컬렉션을 살펴보는 것은 어떨까요? 작은 식물 마법의 힘으로 우리의 삶이 더욱 건강해질 수 있음을 발견하게 될 것입니다.

프랑스 스파와 마사지에서의 에센셜 오일 활용

프랑스 스파와 마사지에서 에센셜 오일은 이미 오래전부터 다양하게 활용되어 왔습니다. 프랑스인들은 에센셜 오일이 가진 치유의 힘을 일찍이 발견하고, 이를 바탕으로 아로마테라피를 발전시켜 왔기 때문입니다. 특히 프랑스 남부 지역은 에센셜 오일 생산의 중심지로, 이곳에서 생산되는 고품질의 에센셜 오일은 전 세계적으로 인정받고 있습니다.

프랑스 스파에서는 에센셜 오일을 활용한 다양한 트리트먼트를 제공하고 있는데, 그 중에서도 가장 대표적인 것은 아로마 마사지입니다. 아로마 마사지는 에센셜 오일의 향기와 함께 마사지 테크

닉을 블랜딩한 것으로, 신체적 피로와 스트레스를 해소하는 데 탁월한 효과를 보입니다. 또한 에센셜 오일의 생리활성 물질이 피부를 통해 흡수되면서, 심신의 건강을 증진시키는 데에도 도움을 줍니다. 프랑스 스파에서 사용하는 에센셜 오일은 매우 다양합니다. **라벤더, 로즈마리, 티트리, 유칼립투스** 등 우리에게 익숙한 오일부터 **시더우드, 샌달우드, 일랑일랑** 등 이국적인 향기의 오일까지, 각각의 오일은 고유한 효능을 가지고 있습니다. 예를 들어, 라벤더 오일은 진정과 이완에 도움을 주고, 로즈마리 오일은 피로 회복과 집중력 향상에 효과적입니다. 티트리 오일은 항균 작용이 뛰어나 여드름 피부에 좋고, 유칼립투스 오일은 호흡기 건강에 도움을 줍니다. **프랑스 스파에서는 이러한 에센셜 오일을 클라이언트의 건강 상태와 니즈에 맞게 선택하여 사용합니다.** 숙련된 테라피스트는 에센셜 오일을 블랜딩하여 시너지 효과를 극대화하는 것은 물론, 마사지 테크닉과 압력을 조절하여 최상의 이완 효과를 이끌어냅니다. 또한 에센셜 오일의 농도와 사용량을 적절히 조절하여, 자극이나 알레르기 반응을 최소화하는 것도 중요합니다. 프랑스 스파에서 사용하는 또 다른 아로마테라피 기법으로는 아로마 욕조와 아로마 사우나가 있습니다. 아로마 욕조는 온수에 에센셜 오일을 첨가하여 향기를 흡입하는 것으로, 심신 이완과 함께 피부 건강에도 도움을 줍니다. 아로마 사우나는 사우나 실내에 에센셜 오일을 발향하여 호흡기 건강과 신진대사 촉진에 효과적입니다. 이러한 아로마테라피 기법은 마사지와 함께 또는 단독으로 활용되며, 프랑스 스파만의 특별한 경험을 선사합니다. 프랑스 스파에서는 에센셜 오일을 피부와 두피 관리에도 적극 활용합니다. **티트리, 라벤더, 로즈 등의 오일은 여드름이나 아토피 등 문제성 피부에 도움을 주고, 로즈마리, 세이지, 페퍼민트 등의 오일은 두피 건강과 탈모 예방**에 효과적입니다. 숙련된 테라피스트는 클라이언트의 피부 타입과 고민에 맞는 에센셜 오일을 선택하여, 맞춤형 케어를 제공합니다.

이처럼 프랑스 스파에서는 에센셜 오일을 다양한 방식으로 활용하여, 클라이언트의 건강과 아름다움을 증진시키고 있습니다. 에센셜 오일은 자연에서 얻은 귀중한 선물로, 그 안에는 식물의 생명력과 치유의 에너지가 담겨 있습니다. 프랑스 스파에서의 아로마테라피 경험은 단순한 이완을 넘어, 자연의 혜택을 온몸으로 느끼는 특별한 시간이 될 것입니다.

우리나라에서도 최근 에센셜 오일에 대한 관심이 높아지면서, 아로마테라피를 접목한 스파와 마사지샵이 증가하고 있습니다. 하지만 아직까지는 프랑스만큼 전문적이고 체계적인 아로마테라피 서비스를 제공하는 곳은 많지 않은 실정입니다. 이는 에센셜 오일에 대한 전문 지식과 숙련된 테라피스트의 부족, 그리고 고품질 에센셜 오일 수급의 어려움 등이 원인으로 작용합니다. 하지만 프랑스의 사례에서 볼 수 있듯이, **에센셜 오일은 우리의 건강과 아름다움을 증진시키는 데 있어 매우 효과적인 도구**가 될 수 있습니다. 따라서 우리나라에서도 아로마테라피에 대한 전문 교육을 강화하고, 고품질 에센셜 오일의 안정적인 공급 체계를 마련하는 등의 노력이 필요할 것으로 보입니다. 이를 통해 프랑스 스파에 버금가는 수준 높은 아로마테라피 서비스를 제공할 수 있을 것이며, 나아가 국민의 건강과 삶의 질 향상에도 기여할 수 있을 것입니다.

에센셜 오일은 우리에게 자연의 놀라운 힘을 선사합니다. 프랑스 스파에서 경험할 수 있는 아로마테라피는 이러한 자연의 혜택을 온전히 누릴 수 있는 기회를 제공합니다. **우리의 몸과 마음이 일상의 피로와 스트레스로 지쳐 있을 때, 에센셜 오일의 향기와 마사지의 손길은 깊은 이완과 치유**를 선사할 것입니다. 프랑스 스파에서의 아로마테라피 경험을 통해, 우리는 진정한 휴식과 재충전의 시간을 가질 수 있을 것입니다.

프랑스 주방에서 활용하는 에센셜 오일

프랑스 요리의 비밀은 **신선한 허브와 향신료**에서 풍겨 나오는 유혹적인 향기에 있습니다. 이는 감각을 사로잡고 식욕을 자극하는 경험이기도 합니다. 수세기 동안 프랑스인들은 에센셜 오일을 사용하여 음식의 풍미, 향, 그리고 영양가를 높이는 독특한 요리법으로 잘 알려져 있습니다. 에센셜 오일의 치료적 효능에 큰 관심을 가진 한국인 아로마테라피스트로서, 저는 이러한 강력한 식물 추출물이 어떻게 맛있고 건강에 좋은 식사를 만드는 데 사용될 수 있는지 알아보기 위해 프랑스 요리 아로마테라피의 매혹적인 세계에 빠져들었습니다.

프랑스 요리에서 에센셜 오일을 사용한 가장 상징적인 예 중 하나는 허브 드 프로방스 Herbes de Provence라는 건조 허브 블렌드를 사용하는 것입니다. 이 블렌드에는 일반적으로 타임, 바질, 로즈마리, 오레가노 등이 포함됩니다. 이 블렌드는 주로 고기를 양념하는 데 사용되는데, 대표적인 예로 허브 드 프로방스 치킨이 있습니다. 여기에는 허브와 올리브 오일, 갈릭이 블랜딩되어 풍미 있고 향기로운 요리가 탄생합니다. 이러한 허브에 존재하는 에센셜 오일은 풍미에 깊이를 더할 뿐만 아니라, 항균 특성을 제공하여 고기를 보존하고 유통기한을 연장시키는 데 도움을 줍니다.

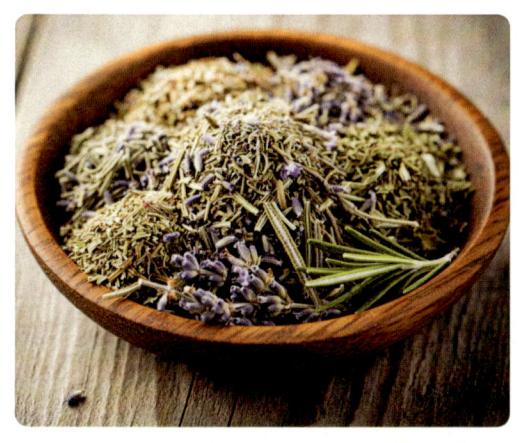

에센셜 오일의 사용을 보여주는 또 다른 사랑받는 프랑스 재료는 라벤더입니다. 이 향기로운 허브는 라벤더 크렘 브륄레나 라벤더 쇼트브레드 쿠키와 같은 디저트에 자주 사용됩니다. **라벤더 에센셜 오일의 섬세한 꽃향기는 크림과 버터의 풍부함과 아름답**

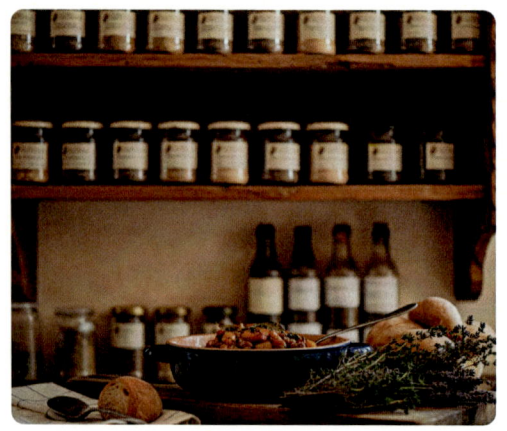

게 어우러져 독특하고 기억에 남는 맛의 경험을 선사합니다. 라벤더 에센셜 오일은 또한 진정 및 이완 효과가 있는 것으로 알려져 있어, 이러한 디저트는 미각을 즐겁게 할 뿐만 아니라 스트레스를 줄이고 웰빙 감각을 촉진하는 데 도움을 줄 수 있습니다.

전통 요리법에서의 사용 외에도, 에센셜 오일은 항균 특성으로 인해 천연 식품 보존제로서 주목받고 있습니다. 타임, 클로브, 레몬, 오레가노와 같은 많은 에센셜 오일이 식품 변질을 유발할 수 있는 다양한 박테리아와 곰팡이에 효과적인 것으로 밝혀졌습니다. 이러한 오일을 직접 도포, 나노 에멀젼 또는 식용 필름을 통해 식품에 첨가함으로써 합성 보존제 없이도 다양한 식품의 유통기한을 연장할 수 있습니다.

천연 보존제로서 에센셜 오일을 사용하면 항균 특성 이상의 여러 가지 이점이 있습니다. 많은 에센셜 오일은 또한 항산화 특성을 지니고 있어 식품의 지방 산화와 변질을 예방하는 데 도움을 줄 수 있습니다. 또한 보존제로 에센셜 오일을 사용하면 합성 첨가물에 대한 의존도를 줄일 수 있어 식품 보존을 위한 보다 자연적이고 친환경적인 대안을 제공합니다. 이는 클린 라벨 제품을 찾고 인공 보존제와 관련된 잠재적 건강 위험에 대해 우려하는 소비자들에게 특히 매력적입니다.

요리에 에센셜 오일을 사용할 때는 식품 안전을 보장하고 부작용을 피하기 위해 특정 지침을 따르는 것이 중요합니다. 가장 중요한 고려 사항 중 하나는 희석 비율입니다. 에센셜 오일은 고농축 제품이므로 음식에 첨가하기 전에 항상 캐리어 오일로 희석해야 합니다. 권장 희석 비율은 특정 오일과 개인에 따라 다르지만, 일반적인 지침은 캐리어 오일 1 액량 온스^{약 30ml}당 에센셜 오일 5-6방울을 사용하는 것입니다. 이는 캐리어 오일에 1-3% 에센셜 오일을 사용하는 것과 같습니다. 에센셜 오일의 일일 섭취 한도에 주의를 기울이는 것도 중요합니다. 에센셜 오일의 치료 효과는 잘 알려져 있지만, 과다 섭취는 부작용을 초래할 수 있습니다. 대부분의 에센셜 오일의 경우 하루 1-2방울이 안전한 것으로 간주되지만, 이는 특정 오일과 개인의 건강 상태에 따라 달라질 수 있습니다. 특히 기존 건강 상태가 있거나 약물을 복용 중인 경우, 에센셜 오일을 내부적으로 사용하기 전에 반드시 자격을 갖춘 전문가와 상담하는 것이 가장 좋습니다.

요리에 에센셜 오일을 사용할 때 고려해야 할 또 다른 중요한 사항은 특정 성분이나 약물과의 상호 작용 가능성입니다. 감귤류에서 추출한 에센셜 오일과 같은 일부 에센셜 오일은 약물과 상호 작용하거나 일부 사람들에게 알레르기 반응을 일으킬 수 있습니다. 이러한 잠재적 상호 작용을 인식하고 에센셜 오일을 요리에 통합할 때 주의를 기울이는 것이 중요합니다.

요리에 에센셜 오일을 사용할 때 최고 수준의 안전과 품질을 보장하기 위해서는 평판이 좋은 출처에서 고품질의 순수한 에센셜 오일을 선택하는 것이 중요합니다. **도테라** dōTERRA 의 **CPTG** Certified Pure Therapeutic Grade 프로세스와 같이 엄격한 테스트와 품질 관리 프로세스를 사용하여 오일에 불순물이 없고 섭취에 안전한지 확인하는 회사를 찾으십시오. 에센셜 오일의 적절한 보관과 취급도 중요하며, 효능을 유지하고 잠재적 안전 위험을 방지하기 위해 직사광선, 열, 화염으로부터 멀리 보관해야 합니다.

결론적으로, 프랑스 요리에서 에센셜 오일을 사용하는 것은 우리 식사의 풍미, 향, 영양가를 높이는 독특하고 흥미로운 방법을 제공합니다. 이러한 강력한 식물 추출물을 전통 요리법에 통합하고 천연 식품 보존제로서의 잠재력을 탐구함으로써, 우리는 신체와 영혼을 모두 기를 수 있는 맛있고 건강에 좋은 요리를 만들 수 있습니다. 한국인 아로마테라피스트로서 저는 프랑스 요리 아로마테라피의 풍부한 역사와 전문성에 영감을 받았으며, 에센셜 오일이 건강하고 활기찬 라이프스타일을 지원하기 위해 사용될 수 있는 다양한 방법을 계속 탐구하게 되어 기쁩니다. 안전한 사용을 위한 지침을 따르고 고품질의 순수한 에센셜 오일을 선택함으로써, 우리 모두는 요리 아로마테라피의 이점을 누리고 우리 자신의 주방에서 프랑스 메디컬 아로마테라피의 비밀을 풀 수 있을 것입니다.

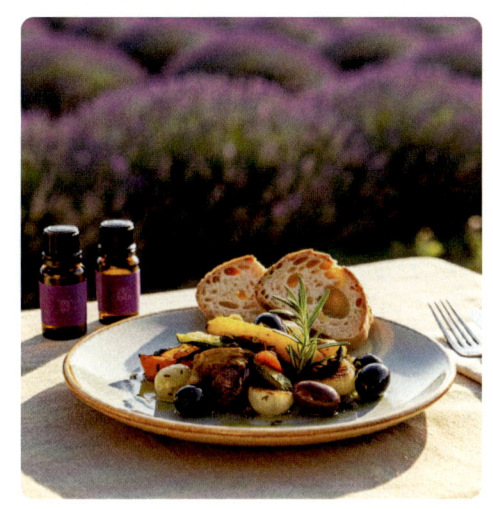

프랑스 아로마테라피 전문가 추천 레시피

프랑스 아로마테라피의 핵심은 에센셜 오일의 블렌딩 기술에 있습니다. 이는 다양한 신체적 증상을 관리하고 전반적인 건강을 증진시키는 자연적이고 전체론적인 접근 방식을 제공합니다. **프랑스의 아로마테라피스트들은 각 에센셜 오일의 고유한 특성을 활용하여 특정 건강 문제를 해결하는 시너지 효과를 내는 블렌드를 만드는 기술을 완벽하게 구사합니다.** 이번 장에서는 일반적인 질병과 상황에 대한 전문가 추천 레시피를 살펴보고, 독자들이 에센셜 오일 사용을 확대하고 일상생활에서 아로마테라피의 혜택을 누릴 수 있도록 도와드리겠습니다.

에센셜 오일 블렌드가 해결할 수 있는 가장 흔한 건강 문제 중 하나는 두통과 편두통입니다. 프랑스 아로마테라피스트들은 이러한 고통스러운 증상을 완화시키기 위해 여러 가지 효과적인 레시피를 개발했습니다. 예를 들어, e3의 **편두통 블렌드는 바질, 카다멈, 캐모마일, 자몽, 주니퍼베리, 레몬그라스, 마조람, 페퍼민트, 윈터그린** 에센셜 오일의 강력한 특성을 블랜딩한 것입니다. 이 블렌드는 샤워 후, 목욕 시, 또는 흡입을 통해 다양한 방식으로 사용할 수 있으며, 편두통 증상을 완화시켜 줍니다. 또 다른 인기 있는 옵션은 Wild Essentials의 편두통 완화 블렌드로, 페퍼민트, 윈터그린, 바질, 캐모마일, 라벤더, 로즈마리, 마조람 에센셜 오일이 포함되어 있습니다. 이 블렌드는 디퓨저로 사용하거나 캐리어 오일과 희석하여 국소 도포할 수 있어, 기존의 진통제를 대체할 수 있는 자연적인 방법을 제공합니다. 두통 외에도 근육통은 에센셜 오일 블렌드가 효과적으로 해결할 수 있는 또 다른 흔한 증상입니다. 앞서 언급한 e3의 편두통 블렌드와 Wild Essentials의 편두통 완화 블렌드는 구성 오일의 치료 특성으로 인해 근육 경련과 통증에도 도움이 될 수 있습니다. **바질, 카다멈, 캐모마일, 레몬그라스, 마조람, 페퍼민트, 윈터그린 에센셜 오일은 근육의 긴장을 풀어주고 이완을 촉진**하는 것으로 알려져 있습니다. 보다 표적화된 접근 방식으로는 라벤더 10방울과 페퍼민트 10방울을 블랜딩한 단순하면서도 효과적인 레시피가 있습니다. 이 블렌드는 캐리어 오일로 희석하여 국소 도포함으로써 긴장성 두통과 근육통을 완화할 수 있어, 통증을 관리하는 자연적이고 향기로운 방법을 제공합니다.

소화불량과 같은 소화기 문제 역시 에센셜 오일 블렌드의 도움으로 관리할 수 있습니다. 프랑스 아로마테라피스트들은 페퍼민트, 진저, 펜넬 에센셜 오일의 진정 특성을 블랜딩한 소화 블렌드를 추천합니다. **페퍼민트**는 메스꺼움과 경련을 완화시키는 것으로 알려져 있는 반면, **진저과 펜넬**은 위를 진정시키고 염증을 줄일 수 있습니다. 이 블렌드는 캐리어 오일과 희석하여 복부에 마사지하거나, 따뜻한 물 한 잔에 몇 방울을 떨어뜨려 진정 효과가 있는 소화 차로 마실 수 있습니다. 이 블렌드를 일상적으로 활용함으로써 독자들은 건강한 소화를 촉진하고 불편한 증상에서 벗어날 수 있습니다.

불면증과 같은 수면 장애는 전반적인 건강과 삶의 질에 상당한 영향을 미칠 수 있습니다. 프랑스 아로마테라피스트들은 라벤더, 캐모마일, 베르가못 에센셜 오일의 이완 특성을 활용한 수면 촉진 블렌드를 개발했습니다. **라벤더와 캐모마일**은 마음을 안정시키고 평온함을 주는 효과로 유명하며, **베르가못**은 불안과 스트레스를 줄여 숙면에 이상적인 환경을 조성할 수 있습니다. 이 블렌드는 잠들기 전 침실에서 디퓨징하거나, 따뜻한 목욕물에 몇 방울 떨어뜨려 취침 전 릴랙싱 의식으로 활용할 수 있습니다. 이 블렌드를 수면 루틴에 포함시킴으로써 독자들은 수면의 질을 높이고 상쾌하고 활력 있게 잠에서 깰 수 있습니다. 특정 신체 증상을 다루는 것 외에도, 프랑스 아로마테라피스트들은 다양한 생애 주기와 계층의 독특한 요구에 부응하는 블렌드를 개발했습니다. 예를 들어, **생리통과 월경전 증후군** 증상으로 고통받는 여성들은 맞춤형 월경전 증후군/생리통 완화 로션을 통해 안도감을 얻을 수 있습니다. 이 블렌드는 **펜넬, 클라리 세이지, 라벤더** 에센셜 오일의 진정 특성을 무향 로션 베이스와 블랜딩한 것입니다. 복부에 바를 경우, 이 로션은 생리 불편감을 완화하고 안녕감을 증진시킬 수 있습니다. 마찬가지로, 폐경기를 겪고 있는 여성들은 **페퍼민트, 클라리 세이지, 제라늄** 에센셜 오일의 쿨링 효과를 블랜딩한 '열감 완화 스프레이'의 혜택을 받을 수 있습니다. 이 스프레이는 하루 종일 사용하여 열감을 즉각적으로 완화하고 체온 조절을 돕습니다.

운동선수들 또한 활동적인 삶을 지원하기 위해 에센셜 오일 블렌드를 활용할 수 있습니다. **페퍼민트, 유칼립투스, 프랑킨센스** 에센셜 오일을 캐리어 오일과 블랜딩한 **'운동 후 회복 오일'**은 격렬한 운동 후 근육통을 완화하고 회복을 촉진하기 위해 국소 도포할 수 있습니다. 페퍼민트와 유칼립투스의 상쾌한 특성은 염증을 줄이고 근육 긴장을 완화하는 데 도움이 되는 반면, 프랑킨센스는 세포 재생을 촉진하고 전반적인 치유를 지원합니다. 이 블렌드를 운동 후 루틴에 포함시킴으로써 운동선수들은 회복 과정을 향상시키고 최적의 신체 성능을 유지할 수 있습니다.

자주 여행하는 사람들에게 에센셜 오일 블렌드는 **시차와 수면 장애와 관련된 어려움을 관리**하는 데 도움이 될 수 있습니다. **라벤더, 베르가못, 페퍼민트** 에센셜 오일을 캐리어 오일과 블랜딩한 '시차 완화 오일'은 수면 조절을 촉진하고 시차로 인한 증상을 줄이기 위해 국소 도포할 수 있습니다. 라벤더와 베르가못의 진정 특성은 몸과 마음을 이완시키는 데 도움이 되는 반면, 페퍼민트의 상쾌한 향은 피로를 완화하고 정신적 명료함을 개선하는 데 도움이 될 수 있습니다. 여행 중 이 블렌드를 사용함으로써 독자들은 시차로 인한 영향을 최소화하고 이동 중에도 건강한 상태를 유지할 수 있습니다.

바쁜 직장인들은 종종 높은 수준의 스트레스와 불안에 직면하며, 이는 정신적, 신체적 건강에 영향을 미칠 수 있습니다. **라벤더, 제라늄, 클라리 세이지** 에센셜 오일을 캐리어 오일과 블랜딩한 **'스트레스 완화 오일'**은 이완을 촉진하고 스트레스 수준을 줄이기 위해 국소 도포할 수 있습니다. 이러한 오일의 진정 특성은 마음과 몸을 달래는 데 시너지 효과를 발휘하여 긴장을 완화하고 내적 평화감을 증진시킵니다. 이 블렌드를 일상적인 자기 관리 루틴에 포함시킴으로써 직장인들은 스트레스를 보다 효과적으로 관리하고 건강한 일과 삶의 균형을 유지할 수 있습니다.

마지막으로, 에센셜 오일 블렌드는 특히 숙면 촉진에 있어 노인들의 건강 증진을 지원하는 데에도 사용될 수 있습니다. **라벤더, 캐모마일, 샌달우드** 에센셜 오일을 캐리어 오일과 블랜딩한 **'수면 지원 오일'**은 이완을 촉진하고 수면의 질을 개선하기 위해 국소 도포할 수 있습니다. 이러한 오일의 진정 특성은 마음과 몸을 진정시키는 데 함께 작용하여 숙면에 이상적인 환경을 조성합니다. 취침 시간 루틴의 일부로 이 블렌드를 사용함으로써 노인들은 수면의 질을 높이고 상쾌하고 활력 있게 잠에서 깰 수 있습니다.

프랑스인들의 에센셜 오일
구매 팁과 선호 브랜드

프랑스의 라벤더 향기가 공기 중에 퍼지면서, 매력적인 프랑스 부티크에 들어서는 순간 고요함에 휩싸이게 됩니다. 향수와 아로마테라피의 오랜 역사로 유명한 프랑스는 웰빙을 향상시킬 수 있는 에센셜 오일의 보고(寶庫)입니다. 저는 프랑스 메디컬 아로마테라피의 비밀을 파헤치는 데 열정을 가진 한국인 아로마테라피스트로서, 여러분을 에센셜 오일의 매혹적인 세계로 안내하고 프랑스 소비자들의 까다로운 기준에 부합하는 최고의 제품을 선택하는 방법에 대한 귀중한 통찰력을 공유하고자 합니다.

에센셜 오일을 구매할 때 프랑스인들은 품질에 대해 예리한

눈을 가지고 있으며, 탁월한 제품을 차별화하는 미묘한 뉘앙스를 깊이 이해하고 있습니다. 순도는 가장 중요한 요소인데, 이는 변질이나 오염이 오일의 치료 특성과 안전성을 저해할 수 있기 때문입니다. 프랑스 구매자들은 제품의 일관성과 최고 기준 준수 여부를 꼼꼼히 테스트합니다. 추출 방법 역시 중요한 역할을 하는데, 증기 증류법이나 기계적 공정과 같은 보다 온화한 기술을 선호하며, 이는 식물 재료의 천연 화학적 조성을 보존합니다. 에센셜 오일에 사용되는 식물의 원산지 또한 중요한 고려 사항입니다. 프랑스 소비자들은 고품질의 식물 재료와 엄격한 생산 기준으로 유명한 국가에서 공급되는 오일을 선호하는 경향이 있습니다. 프랑스 자체는 이상적인 재배 조건과 오랜 전통 덕분에 훌륭한 라벤더 에센셜 오일로 유명합니다. 또한 추출에 사용되는 식물의 특정 부위에도 주의를 기울이는데, 서로 다른 부위는 고유한 특성과 효능을 나타낼 수 있기 때문입니다.

최근 몇 년 동안 유기농 및 지속 가능한 공급 관행에 대한 관심이 높아지고 있습니다. 프랑스 소비자들은 점점 더 유해한 화학 물질과 농약 없이 자연과 조화를 이루며 재배된 식물에서 추출한 에센셜 오일을 찾고 있습니다. 보다 전통적인 접근 방식을 추구하는 사람들에게는 프로방스에 위치한 가족 경영 기업인 디스틸러리 뒤페 Distillerie Duffez 가 최적의 선택입니다. 오랜 역사를 가진 전통적인 방법으로 에센셜 오일을 생산하며, 순도와 친환경 관행을 우선시합니다. 그들의 제품은 아로마테라피, 웰니스, 화장품, 향수 산업의 전문가와 애호가들에게 높은 인기를 얻고 있습니다. 또 다른 프로방스의 보석인 플로리아나 Florihana 는 유기농으로 재배된 식물에서 만들어진 순수하고 전통적인 에센셜 오일로 유명합니다. 유기농 농업과 지속 가능한 증류에 대한 그들의 헌신은 품질과 환경 책임을 중요하게 여기는 사람들 사이에서 충성스러운 팬층을 확보했습니다. 역시 프로방스에 기반을 둔 가족 경영 기업인 아로마플랑테 Arôma'Plantes 는 친환경 증류 방법과 현지에서 재배한 유기농 식물 사용으로 유명합니다. 그들은 개인의 웰빙과 지속 가능성을 증진하는 다양한 에센셜 오일, 히드로졸, 아로마테라피 제품을 제공합니다.

프랑스에서 에센셜 오일을 구매할 때는 천연 제품과 아로마테라피에 중점을 둔 전문 매장과 약국을 탐색하는 것이 중요합니다. 이러한 매장들은 종종 다양한 브랜드의 에센셜 오일을 폭넓게 구비하고 있어, 여러분의 필요에 완벽하게 맞는 제품을 비교하고 찾을 수 있도록 도와줍니다.

프랑스에서 에센셜 오일 여정을 시작할 때, 라벨을 주의 깊게 읽어 오일이 100% 순수하고 천연인지 확인하는 것을 잊지 마십시오. 제품의 유기농 품질을 보장하는 에코서트와 같은 인증을 찾아보세요. 성분, 원산지, 추출 방법에 주의를 기울여 정보에 입각한 선택을 하세요.

프랑스 에센셜 오일의 풍부한 태피스트리에 몰두하고 현지 소비자들의 까다로운 구매 기준을 따름으로써, 여러분은 웰빙을 높이고 프로방스의 그림 같은 라벤더 밭으로 여러분을 데려다 줄 수 있는 향기로운 경이로움의 세계를 열 수 있을 것입니다. 프랑스 아로마테라피의 지혜가 여러분을 자기 발견의 여정으로 인도하여, 균형, 활력, 그리고 향기로운 행복으로 가득 찬 삶을 만들기 위해 자연의 선물을 활용할 수 있기를 바랍니다.

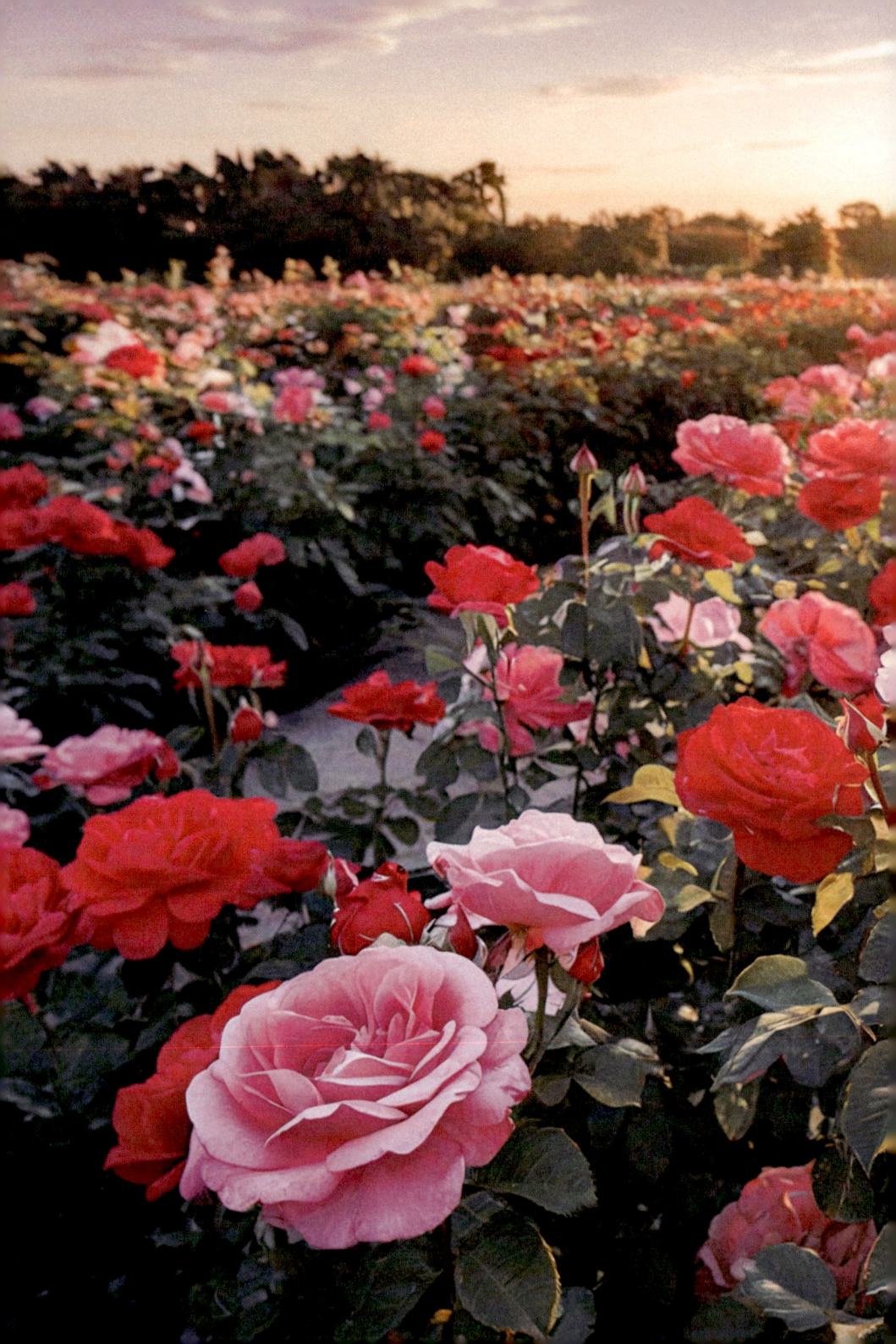

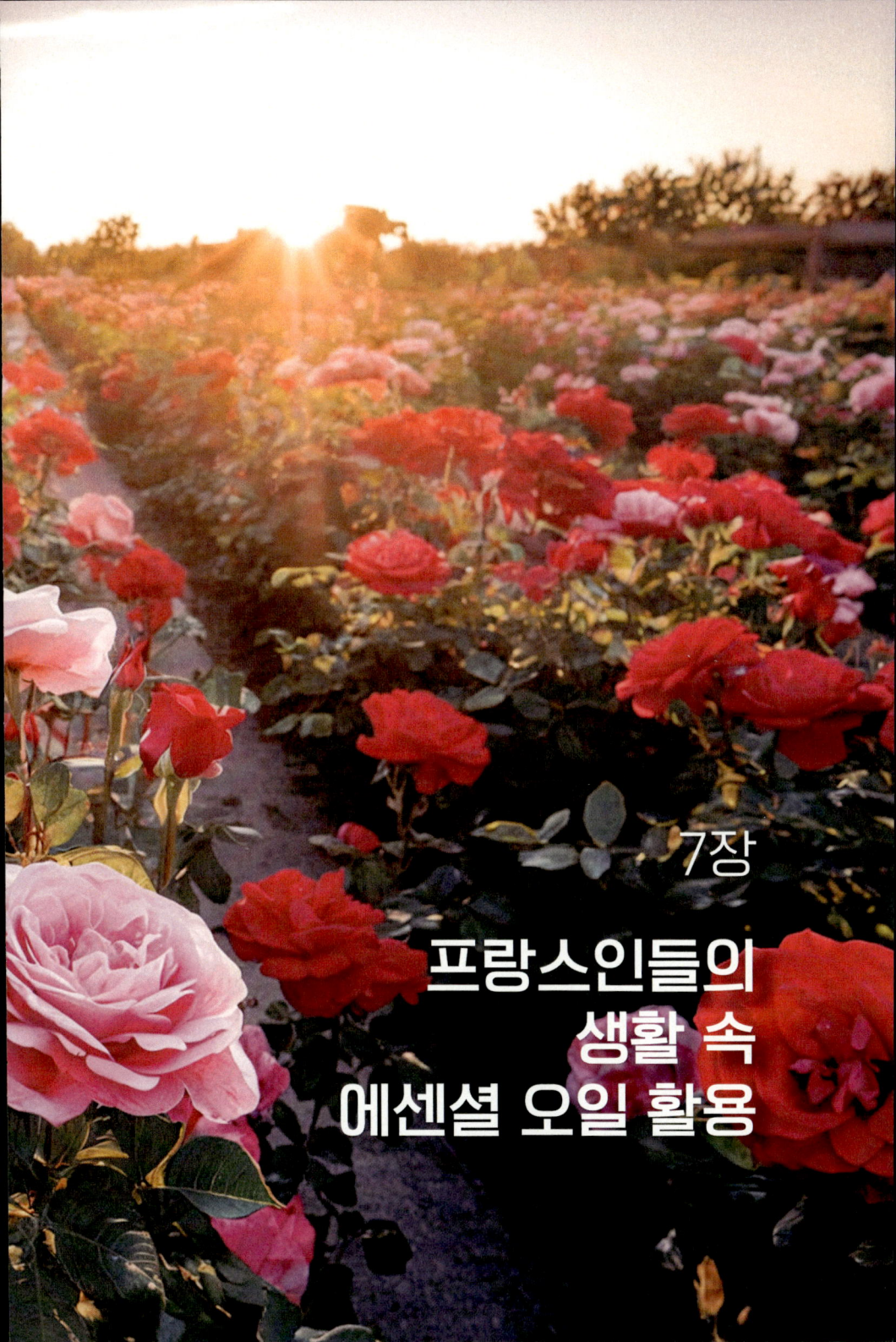

7장

프랑스인들의 생활 속 에센셜 오일 활용

에센셜 오일을 활용한 친환경 세정제 만들기

　에센셜 오일의 상쾌한 레몬 향, 편안한 라벤더 향, 그리고 상큼한 페퍼민트 향이 가득한 집을 상상해 보세요. 이 모든 것이 해로운 화학 물질 없이 깨끗하고 청결한 생활 공간을 유지하면서 가능합니다. **자연의 선물인 에센셜 오일은 기존의 세척제를 대신할 수 있는 강력하고 친환경적인 대안**으로, 여러분과 사랑하는 사람들을 위해 건강하고 매력적인 환경을 조성할 수 있습니다.

　자연적인 방법으로 웰빙을 증진하는 데 열정을 가진 아로마테라피스트로서, 저는 에센셜 오일이 우리가 집을 청소하는 방식을 변화시키는 데 있어 엄청난 잠재력을 가지고 있다는 것을 발견했습니다. 이러한 농축된 식물 추출물은 탁월한 살균, 항균, 탈취 특성을 지니고 있어 효과적이고 안전한 세척 용액을 만드는 데 완벽한 재료가 됩니다. **티트리, 레몬, 라벤더**와 같은 에센셜 오일은 세균과 박테리아를 퇴치하는 능력으로 잘 알려져 있어, 표면을 깨끗할 뿐만 아니라 살균까지 할 수 있습니다. 이들의 천연 항균 특성은 박테리아 축적이 흔한 욕실과 주방과 같은 통행량이 많은 장소에서 특히 유용합니다.

에센셜 오일은 청소력 외에도 집안을 신선하고 매력적인 향기로 가득 채워주는 추가적인 이점을 제공합니다. 예를 들어, 레몬 에센셜 오일은 어떤 공간이든 즉각적으로 활기를 되찾게 하는 상쾌하고 깨끗한 향을 가지고 있으며, 라벤더 에센셜 오일은 평온함과 휴식의 느낌을 가져다줍니다.

청소 루틴에 에센셜 오일을 사용하는 가장 큰 장점 중 하나는 그들의 친환경적 특성입니다. 수로를 오염시키고 수생 생물에 해를 끼칠 수 있는 강력한 화학 세제와 달리, **에센셜 오일은 생분해성이며 무독성**입니다. 이러한 천연 성분을 청소 제품에 활용함으로써, 여러분은 환경의 건강과 가족의 안녕을 우선시하는 의식적인 선택을 하게 되는 것입니다.

여러분만의 에센셜 오일 기반 세척 제품을 만드는 것은 놀라울 정도로 간단하고 경제적입니다. 백색 식초, 베이킹 소다, 카스틸 비누와 같은 몇 가지 기본 재료만으로도 특정 요구에 맞춘 다양한 세척 용액을 순식간에 만들어낼 수 있습니다. **다목적 세척제**의 경우, **스프레이 병에 백색 식초, 물, 천연 주방 세제, 레몬과 티트리** 에센셜 오일을 섞으면 됩니다. 이 다재다능한 용액은 조리대와 싱크대부터 변기와 캐비닛까지 모든 것을 다룰 수 있으며, 집안을 반짝반짝 빛나게 하고 멋진 향기를 남깁니다. **유리와 거울**의 경우, 증류수, 소독용 알코올 또는 보드카, 식초, 페퍼민트 또는 스피어민트 에센셜 오일을 블랜딩하면 상점에서 구매한 유리 세척제에 견줄 만한 줄무늬 없는 광택을 만들어냅니다. 신선한 민트 향기는 지문과 얼룩을 제거하는 동안 감각을 생기 있게 만들 것입니다. **더 힘든 청소 작업**을 위해서는 베이킹 소다, 액상 카스틸 비누, 레몬, 라임, 와일드 오렌지 에센셜 오일을 블랜딩한 간단한 시트러스 부드러운 문질 용액이 효과적입니다. 이 반죽 같은 블랜딩 물은 지저분한 조리대와 싱크대를 다루는 데 완벽하며, 깨끗하게 반짝이고 신선한 냄새를 남깁니다.

에센셜 오일은 심지어 세탁 루틴을 향상시켜 침구와 의류에

고급스러운 느낌을 더할 수 있습니다. 위치 헤이즐, 라벤더 에센셜 오일, 증류수를 미세 분무 스프레이 병에 블랜딩하여 라벤더 리넨 스프레이를 만드세요. 이 진정 효과가 있는 블랜딩물을 침구와 커튼에 뿌려 편안한 수면을 촉진하는 차분하고 상쾌한 향기를 느껴보세요.

청소에 필요한 에센셜 오일을 선택할 때는 평판이 좋은 공급업체에서 고품질의 순수한 오일을 선택하는 것이 중요합니다. 명확하게 라벨이 붙어 있는 오일을 찾고 "치료용"과 같은 오해의 소지가 있는 용어가 있는 제품은 피하세요. 이러한 용어는 마케팅 목적으로 종종 사용되며 품질을 보장하지 않습니다. 에센셜 오일의 수명과 효과를 보장하기 위해서는 직사광선과 열을 피해 유리 용기에 적절히 보관하는 것이 좋습니다. 산화와 오염을 방지하기 위해 병을 단단히 밀봉하고, 최적의 결과를 위해 2년 이내에 사용하는 것을 목표로 하세요. 새로운 제품을 사용할 때와 마찬가지로, 청소 루틴에 에센셜 오일을 사용할 때는 주의를 기울이는 것이 중요합니다. 표면에 바르기 전에 항상 오일을 물이나 캐리어 오일로 희석하고, 피부에 직접 접촉하지 않도록 하세요. 임신 중이거나 질병이 있는 경우, 청소 요법에 에센셜 오일을 도입하기 전에 의료 전문가와 상담하세요.

　친환경 세척 제품에 에센셜 오일의 힘을 활용함으로써, 여러분은 더 건강한 생활 환경을 조성할 뿐만 아니라 지구의 웰빙에도 기여하게 됩니다. 이러한 자연적이고 효과적인 솔루션은 전통적인 화학 물질이 가득한 세척제에 대한 신선한 대안을 제공하며, 여러분의 집과 주변 세계에 긍정적인 영향을 미치고 있다는 사실을 알면서 편안하게 숨 쉴 수 있습니다. 그래서, 다음에 세척 제품을 찾을 때는 에센셜 오일의 변화를 일으키는 잠재력을 고려해 보세요. 이들의 천연 살균, 항균, 탈취 특성으로 인해, 이 향기로운 경이로움은 여러분의 청소 방식을 혁신할 수 있으며, 프랑스 아로마테라피 지혜의 정수를 일상생활에 가져다줄 수 있습니다. 자연의 본질을 수용하고, 건강하고 깨끗하며 활기찬 가정의 비밀을 발견하세요 - 한 방울의 에센셜 오일로 말이죠.

에센셜 오일 기반 DIY 청소 용품 레시피

청소 용품 종류	주요 용도	사용하는 에센셜 오일	추가 재료	만드는 방법
다목적 청소 스프레이	집안 전체 표면 청소	레몬 오일(10방울), 티트리 오일(10방울)	물 1컵, 백식초 1/2컵	모든 재료를 스프레이 병에 넣고 잘 섞어 사용
욕실 세정제	욕실 표면 및 곰팡이 제거	유칼립투스 오일(15방울), 페퍼민트 오일(10방울)	베이킹소다 1컵, 물 1컵	모든 재료를 혼합하여 스펀지로 문질러 청소
바닥 청소제	바닥 청소 및 소독	라벤더 오일(15방울), 레몬그라스 오일(10방울)	물 1컵, 식초 1컵	스프레이 병에 혼합한 후 걸레에 뿌려 바닥 닦기
유리 청소제	유리 및 거울 닦기	레몬 오일(10방울), 라벤더 오일(5방울)	물 1컵, 백식초 1/2컵	스프레이 병에 혼합하고 유리 표면에 분사 후 닦기
주방 세정제	싱크대 및 주방 표면 청소	레몬 오일(10방울), 티트리 오일(5방울)	물 1컵, 소금 1큰술	모든 재료를 혼합하여 스폰지로 주방 표면 닦기
화장실 변기 세정제	변기 소독 및 냄새 제거	유칼립투스 오일(10방울), 티트리 오일(10방울)	베이킹소다 1/2컵, 식초 1/2컵	베이킹소다와 식초를 변기에 뿌리고 에센셜 오일을 추가하여 솔질 후 물 내리기
카펫 탈취제	카펫 냄새 제거 및 상쾌함 제공	라벤더 오일(15방울), 티트리 오일(10방울)	베이킹소다 1컵	베이킹소다에 에센셜 오일을 섞어 카펫에 뿌리고 15분 후 진공청소기로 청소
가구 광택제	나무 가구 광택 및 먼지 제거	레몬 오일(10방울), 티트리 오일(5방울)	올리브 오일 1/4컵, 식초 1/4컵	모든 재료를 섞어 천에 묻혀 가구 닦기

에센셜 오일 디퓨저 활용법과 공간별 팁

에센셜 오일 디퓨저의 은은한 향기가 공간을 채우면, 우리는 아로마테라피가 주는 특별한 경험을 하게 됩니다. 아로마테라피스트로서 저는 에센셜 오일이 우리의 삶에 미치는 놀라운 영향을 직접 목격해 왔으며, 이러한 지식을 다른 사람들과 공유하는 것에 열정을 갖고 있습니다. 이번 장에서는 **각 공간에 맞는 완벽한 디퓨저를 선택하는 방법과 에센셜 오일을 조합하여 원하는 분위기를 연출하는 법**에 대해 알아보겠습니다. 이를 통해 여러분의 아로마테라피 경험을 한층 더 높일 수 있을 것입니다.

적합한 디퓨저를 선택할 때는 여러 가지 요소를 고려해야 합니다. 방의 크기, 원하는 향의 강도, 그리고 특별한 요구 사항 등이 결정에 영향을 미칩니다. 초음파 디퓨저는 부드러운 차가운 안개를 내뿜어 작은 방이나 중간 크기의 방에 이상적이며, 가습기 역할도 겸할 수 있어 다용도로 활용할 수 있습니다. 보다 강력한 향을 원한다면 네뷸라이징 디퓨저가 제격입니다. 이 기기는 에센셜 오일을 마이크로 분자로 분해하여 강하고 농축된 안개를 방출하므로, 오일의 특성을 그대로 보존할 수 있습니다. 열 디퓨저는 작은 방에 적합하지만, 에센셜 오일의 성질을 변화시킬 수 있으므로 선택 시 주의가 필요합니다. 증발식 디퓨저는 은은한 향을 제공하며, 부드러운 아로마 경험을 선호하는 분들에게 안성맞춤입니다.

디퓨저를 선택한 후에는 각 공간에 맞는 완벽한 에센셜 오일을 선택하여 원하는 분위기를 조성해야 합니다. 휴식과 재충전의 공간인 **거실에는** 진정 효과가 있는 라벤더, 포근함을 주는 삼나무, 상쾌한 느낌의 베르가못이 좋습니다. 에너지와 집중력이 필요한 **주방에서는** 레몬의 활기찬 향이 감각을 일깨우고, 자몽은 정신적·신체적 피로를 해소하는 데 도움을 줍니다. 휴식과 재충전의 성소인 **침실에서는** 카모마일의 진정 효과나 라벤더의 평화로운 향을 활용하여 숙면을 취할 수 있습니다. 집중력과 생산성이 중요한 **사무실에서는** 페퍼민트의 상쾌한 향이 정신을 맑게 해주고, 프랑킨센스는 스트레스를 줄이고 집중력을 높이는 환경을 조성합니다.

디퓨저의 수명을 연장하고 최적의 성능을 유지하려면 정기적인 관리가 필수적입니다. 사용 후에는 잔여 오일이나 물을 제거하여 향의 블랜딩을 방지하고 다음 사용 시 향의 순도를 보장해야 합니다. 사용 빈도에 따라 일주일에 한 번 또는 두 주에 한 번 깊이 있는 청소를 하면 축적된 잔여물을 제거하고 디퓨저를 최상의 상태로 유지할 수 있습니다. 청소 과정은 간단합니다. 기기의 플러그를 뽑고, 물탱크를 비우고, 깨끗이 헹구고, 외부를 닦은 다음, 초음파 판을 부드럽게 닦아냅니다. 물 손상이나 곰팡이 증식을 방지하려면 재조립 전에 모든 부품을 완전히 건조시켜야 합니다.

에센셜 오일 디퓨저를 사용할 때는 안전이 무엇보다 중요합니다. 적절한 희석 비율을 준수하는 것이 핵심인데, 유아와 어린아이의 경우 1~2방울, 성인의 경우 5~10방울이 권장됩니다. 또한 확산 시간을 한 번에 10~15분으로 제한하여 신체가 오일을 대사하고 민감화를 방지할 수 있도록 해야 합니다. 간헐적 디퓨저를 사용한다면 10~15분 동안 작동하고 꺼지는 주기로 설정하는 것이 좋습니다. 특히 고양이를 키우는 반려동물 소유자는 디퓨저를 도입할 때 주의해야 합니다. 일부 에센셜 오일은 동물에게 부작용을 일으킬 수 있기 때문입니다. 항상 동물이 벗어날 수 있는 통로를 제공하고 반응을 면밀히 관찰해야 합니다. 호흡기 질환, 알레르기 또는 천식이 있는 사람은 특별한 주의가 필요합니다. 특정 에센셜 오일이 기존 질병을 악화시킬 수 있기 때문입니다.

아로마테라피 경험을 더욱 향상시키려면 디퓨저를 과도하게 사용하지 않도록 주의해야 합니다. 특히 새 제품인 경우 더욱 그렇습니다. 한 번에 30분 사용 후 1시간 휴식을 취하여 에센셜 오일에 과도하게 노출되어 발생할 수 있는 부작용을 예방해야 합니다. 또한 고품질 에센셜 오일에 투자하는 것이 안전성과 효과를 보장하는 열쇠입니다.

이 향기로운 여정을 시작할 때, 여러분의 생활 공간을 변화시킬 수 있는 힘이 바로 여러분의 손에 있다는 사실을 기억하시기 바랍니다. 각 공간에 맞는 적절한 디퓨저와 에센셜 오일을 신중하게 선택함으로써, 여러분의 웰빙을 돌보고 기분을 고양시키며 삶에 조화와 균형을 가져다주는 분위기를 만들 수 있습니다. 그러므로 깊게 숨을 들이마시고, 향기가 여러분을 감싸도록 내버려 두십시오. 그리고 아로마테라피의 놀라운 힘을 받아들이세요.

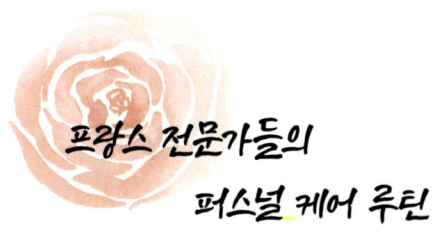

프랑스 전문가들의 퍼스널 케어 루틴

프랑스의 아로마테라피 전문가들이 일상적인 퍼스널 케어 루틴에서 에센셜 오일을 활용하는 비법을 공개합니다. 그들의 노하우를 통해 여러분도 **스킨케어, 헤어케어, 바디케어**에 에센셜 오일을 적용하여 자기 관리의 수준을 한 단계 끌어올릴 수 있을 것입니다.

프랑스인들은 자연스럽고 순한 스킨케어를 추구하며, 그 중심에는 에센셜 오일 블렌드가 자리 잡고 있습니다. **로즈 워터**는 항균 작용과 함께 여드름을 완화하고, 붉은 기를 가라앉히며, 민감한 피부를 진정시키는 효과가 있습니다. 꼬달리 Caudalie의 오 드 보떼 Eau de Beauté는 식물 성분 블렌드로 잘 알려져 있는데, 잔주름을 개선하고 모공을 조이며 피부에 특별한 광채를 선사합니다. 아벤느 Avène 와 같은 명성 높은 브랜드의 온천수 스프레이는 민감한 피부를 진정시키고 영양을 공급하는 진정 효과를 제공합니다.

프랑스 스킨케어는 하나의 예술 형태로, 제품 자체만큼이나 적용 방법이 중요합니다. 거친 비누나 젤 대신 부드러운 클렌징 로션을 사용하여 피부를 품격 있고 온화하게 씻어내는 것이 좋습니다. 페이스 미스트를 활용하면 하루 종일 피부에 수분을 공급하고, 이어서 바를 영양 제품을 위한 피부 준비 단계가 됩니다. 프랑스의 에스테티션들이 선서하는 또 다른 비결은 세럼을 함유한 얼음 큐브인데, 이는 피부를 조이고 생기를 불어넣어 붓기를 가라앉히고 광채 나는 피부결을 만들어 줍니다. 프랑스식 스킨케어는 최소한의 메이크업을 하는 기술을 익혀 피부가 숨 쉴 수 있도록 하고, 모공 막힘과 자극의 위험을 최소화하는 것이 좋습니다. 필수적인 단계에 집중하여 루틴을 간소화함으로써 피부 본연의 장벽을 지지하고 자극 가능성을 줄일 수 있습니다. 정기적인 얼굴 관리와 마사지는 피부를 깊이 있게 세정하고 각질을 제거하며 수분을 공급하여 피부를 개운하고 활력 있게 가꾸어 주는 소중한 의식입니다. 무엇보다도 스킨케어 루틴에 자기 사랑의 신성한 행위로 접근하고, 시간을 내어 자신의 피부에 친절을 베푸는 태도가 중요합니다. 진정한 아름다움은 내면에서 비롯되기 때문입니다.

헤어케어 영역에서 프랑스의 아로마테라피 전문가들은 윤기 나고 건강한 모발을 위한 비밀을 풀어냈습니다. 로즈마리 에센셜 오일의 모발 성장 촉진 특성과 올리브 오일, 코코넛 오일이 조화롭게 어우러진 영양 헤어 마스크를 즐겨보세요. 비듬으로 고민하는 분들을 위해서는 애플 사이다 식초의 클렌징 효과와 티트리, 라벤더 오일의 진정 효과가 만나 두피의 균형을 회복시키고 평온함을 되찾아 줄 것입니다. 알로에 베라 젤의 보습력, 아르간 오일의 영양 공급력, 제라늄 에센셜 오일의 광채 부여 효과가 어우러진 스타일링 엘릭서로 스타일링 루틴을 격상시켜 보시기 바랍니다. 탈모 완화를 위해서는 호호바 오일, 로즈마리 에센셜 오일, 비오틴 오일을 두피에 부드럽게 마사지하여 모근부터 모발 끝까지 성장을 자극하고 강화할 수 있습니다.

프랑스식 바디케어의 황홀한 세계로 빠져들면 에센셜 오일이 평범한 루틴을 스파 같은 경험으로 탈바꿈시킵니다. 퓨어센셜 Puressentiel의 전문적인 블렌드 덕분에 라벤더와 캐모마일의 진정 향기가 어우러진 아로마 목욕에 몸을 담그면 스트레스가 녹아내리고 피부는 평온함의 베일에 휩싸입니다. 근육통으로 고생하는 분들을 위해 프라나롬 Pranarôm의 워밍 머슬 레스큐 오일 Warming Muscle Rescue Oil은 허브 에센셜 오일의 조화로 긴장을 풀어주고 통증을 가라앉혀 완전한 이완 상태로 이끌어 줄 것입니다.

프랑스에서 영감을 받은 바디 스크럽과 함께라면 각질 제거가 감각적인 기쁨으로 다가옵니다. 디스틸러리 뒤페 Distillerie Duffez의 레몬과 제라늄 에센셜 오일이 영양 가득한 설탕 베이스와 어우러져 피부를 상쾌하게 되살리고 활력을 불어넣어 줍니다. 아로마 플랑트 Arôma'Plantes의 로즈와 베르가못 에센스가 가득한 소금 스크럽은 피부를 부드럽고 탄력 있게 가꾸어주는 동시에 황홀한 향기로 기분까지 끌어올려 줄 것입니다.

에센셜 오일을 활용하면 마사지의 예술이 새로운 경지에 오릅니다. 플로리아나 Florihana의 달콤한 오렌지와 일랑일랑 에센셜 오일은 영양 가득한 캐리어 오일과 조화를 이루어 깊은 이완 상태로 이끌고 일상의 스트레스를 녹여줍니다. 에센셜 오일의 섬세한 블렌드가 피부 흡수력과 보습력을 높여주어 결과적으로 광채 나는 피부결과 영양 가득한 마사지 효과를 경험할 수 있습니다. 프랑스 전문가들의 지혜에 따라 아로마 여행을 시작할 때, 자기 관리가 곧 자기 사랑의 행위라는 점을 명심해야 합니다. 에센셜 오일의 힘을 받아들이고, 그 변화무쌍한 특성이 여러분의 피부와 모발, 그리고 몸을 보살피도록 해 주세요. **자신만의 퍼스널 케어 의식에 마음을 담아 접근하고, 그 과정에서 느끼는 기쁨과 전반적인 웰빙에 미치는 심오한 영향을 음미**해 보시기 바랍니다. 이러한 프랑스에서 영감 받은 기법과 블렌드를 일상 루틴에 도입하면서 여러분은 빛나고 자신감 넘치며 활력이 넘치는 자신의 모습을 발견하게 될 것입니다. 그것은 프랑스 라이프스타일의 대명사인 우아함과 매력을 갖춘 당신의 모습입니다.

사랑하는 독자 여러분, 이제 프랑스 메디컬 아로마테라피의 매혹적인 세계로 뛰어들어 에센셜 오일을 하나씩 경험해 가며 건강하고 활기찬 삶의 비밀을 풀어나가 보시기 바랍니다. 프랑스 아로마테라피스트의 전문성에서 영감을 받은 자기 관리의 여정은 지금 이 순간부터 시작됩니다. 자연의 힘을 끌어안고, 향기로운 에센스가 여러분을 변화와 회복, 그리고 비할 바 없는 웰빙의 길로 인도하도록 해 주세요. **빛나고 건강한 삶의 열쇠는 에센셜 오일의 매혹적인 세계 안에 있으며, 프랑스인들은 그 비밀을 훌륭하게 풀어냈습니다. 이제 여러분도 이 매력적인 아로마 모험을 시작할 준비가 되셨나요?**

직장인을 위한 에센셜 오일 활용법

현대인들은 대부분의 시간을 사무실에서 보내고 있습니다. 업무 스트레스와 긴장감은 직장인들의 일상이 되었고, 이는 업무 효율성 저하와 건강 문제로 이어지기도 합니다. 이러한 상황에서 에센셜 오일은 직장인들에게 자연 그대로의 힘을 선사하며, 스트레스 관리와 집중력 향상에 도움을 줄 수 있습니다.

에센셜 오일은 식물의 꽃, 잎, 줄기, 뿌리 등에서 추출된 천연 향료로, 그 안에는 다양한 생리활성 물질이 포함되어 있습니다. 프랑스의 메디컬 아로마테라피는 오랜 역사와 전통을 가지고 있으며, 프랑스 의료진들은 아로마테라피를 보완대체의학으로 인정할 뿐만 아니라, 다양한 임상 현장에서 환자들의 건강 증진을 위해 에센셜 오일을 처방하고 있습니다.

개인용 흡입기는 직장에서 아로마테라피를 활용하는 가장 효과적인 방법 중 하나입니다. 이 작고 휴대가 간편한 기기를 사용하면 주변 동료들에게 방해를 주지 않으면서도 에센셜 오일의 혜택을 누릴 수 있습니다. 정신적 명료함과 집중력을 높이고 싶다면 페퍼민트 오일이 탁월한 선택이 될 것입니다. 페퍼민트 오일의 상쾌한 향은 두뇌를 자극하여 각성도와 집중력을 향상시키는 것으로 알려져 있습니다. 개인용 흡입기에 페퍼민트 오일을 몇 방울 떨어뜨리고, 인지 능력 향상이 필요할 때마다 깊게 들이마시면 됩니다.

데스크톱 디퓨저는 아로마테라피의 힘을 업무 공간에 불어넣는 또 다른 편리한 방법입니다. 이 기기는 에센셜 오일을 공기 중에 부드럽게 방출하여 평온하고 기분 좋은 분위기를 조성합니다. 스트레스 완화 효과로 유명한 라벤더 오일은 데스크톱 디퓨저에 널리 사용되고 있습니다. 라벤더 오일의 진정 효과는 가장 바쁜 업무 시간에도 불안감을 완화하고 편안함을 느끼게 해줍니다. 책상 위에 디퓨저를 놓고 라벤더 오일을 몇 방울 떨어뜨리면, 업무 공간이 평화로운 오아시스로 변모할 것입니다.

직접 피부에 에센셜 오일을 마사지하는 것은 업무 스트레스로부터 잠시 벗어나 휴식을 취할 수 있는 방법입니다. 베르가못 오일은 상큼하고 기분 좋은 향으로, 이러한 용도에 특히 적합합니다. 베르가못 오일 몇 방울을 코코넛 오일이나 호호바 오일과 같은 캐리어 오일과 섞어 관자놀이, 손목 또는 목 부위에 부드럽게 마사지하면 됩니다. 이 리추얼은 자기 관리의 시간을 제공할 뿐만 아니라, 근육 긴장을 완화하고 전반적인 안녕감을 높이는 데 도움을 줍니다.

에센셜 오일은 사무실 공간 자체에도 통합될 수 있습니다. 아로마테라피가 직원들의 건강 증진에 기여한다는 점을 인식한 많은 프랑스 기업들은 에센셜 오일을 사무실 디자인에 활용하기 시작했습니다. 접객 공간이나 회의실 등 공용 구역에 향기 확산 시스템을 설치함으로써, 이들 기업은 직원과 방문객 모두에게 편안하고 차분한 환경을 제공하고 있습니다. **일랑일랑의 꽃향기나 레몬그라스의 상쾌한 내음과 같은 에센셜 오일의 은은한 존재감은 스트레스 수준을 낮추고 보다 조화로운 업무 분위기를 조성**하는 데 도움을 줄 수 있습니다. 물론 아로마테라피를 업무 환경에 성공적으로 통합하기 위해서는 신중하고 배려 깊은 접근이 필요합니다. 보편적으로 호소

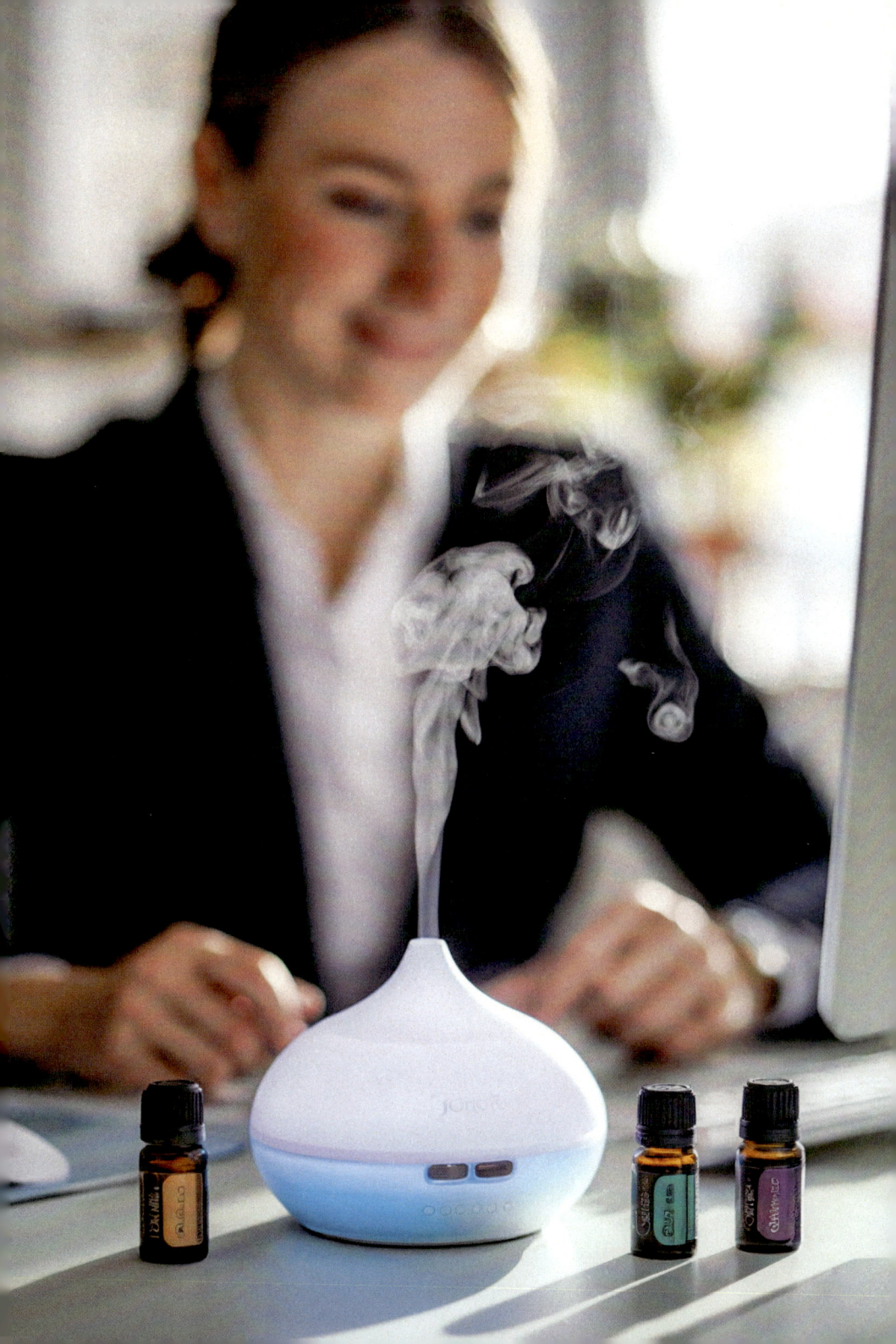

력 있는 오일을 선택하고, 동료들의 잠재적인 민감성이나 알레르기에 주의를 기울여야 합니다. 팀원들과 열린 소통을 하고 에센셜 오일 사용에 대한 의견을 구하는 것은 모두가 편안하고 지지받는 느낌을 갖도록 하는 데 도움이 될 것입니다.

스트레스 감소와 집중력 향상이라는 직접적인 혜택 외에도, 아로마테라피를 직장에 도입하는 것은 직원의 웰빙과 생산성에 광범위한 영향을 미칠 수 있습니다. 자기 관리를 소중히 여기고 직원들의 건강과 행복을 우선시하는 문화를 조성함으로써 기업은 보다 긍정적이고 적극적인 인력을 양성할 수 있습니다. 직장에서 지지와 배려를 느끼는 직원들은 매일 최선을 다해 업무에 임할 가능성이 높으며, 이는 창의성, 협업, 전반적인 직무 만족도의 향상으로 이어집니다.

저는 한국인 아로마테라피스트로서 에센셜 오일의 변혁적인 힘을 제 삶과 수많은 고객들의 삶에서 직접 목격해 왔습니다. 아로마테라피의 지혜를 받아들이고 이를 우리의 전문적인 공간에 통합함으로써, 우리는 직장 웰빙의 새로운 패러다임을 만들어 낼 수 있습니다. 이는 우리의 신체적, 정서적, 정신적 안녕 사이의 본질적인 연결을 인식하는 패러다임입니다. 라벤더의 깊은 숨결과 페퍼민트의 상쾌한 흡입 한 번 한 번이 우리의 업무 생활에 균형과 조화의 감각을 불어넣어 주며, **궁극적으로 더 큰 성공, 성취감, 기쁨**으로 향하는 길을 열어줄 것입니다.

직장인 여러분, 저와 함께 이 향기로운 여정을 시작해 보시는 것은 어떨까요? 함께 에센셜 오일을 하나씩 경험하며 보다 건강하고 행복하며 생산적인 직장 생활의 비결을 발견해 봅시다. 여러분의 업무 공간에 성공의 향기가 가득하기를, 그리고 아로마테라피의 힘이 여러분을 더 밝고 향기로운 미래로 인도하기를 바랍니다.

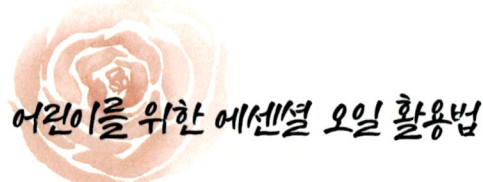

어린이를 위한 에센셜 오일 활용법

프랑스의 메디컬 아로마테라피는 어른들의 건강 증진을 넘어, 어린 시절부터 정서적 안정과 면역력 강화를 위해 에센셜 오일을 활용하고 있습니다. 아로마테라피스트로서 에센셜 오일이 아이들의 건강과 행복에 미치는 놀라운 영향을 직접 목격해왔기에, 프랑스 학교와 어린이 시설에서 에센셜 오일을 일상에 자연스럽게 스며들게 하는 모습에 깊은 감명을 받았습니다.

프랑스의 교실에서는 아이들의 면역력을 키우기 위해 "도둑 블렌드 Thieves Blend"라 불리는 에센셜 오일을 활용하고 있는데, 이는 15세기 프랑스의 도굴꾼들이 질병을 예방하기 위해 로즈마리,

클로브 등의 식물 추출물을 사용했다는 전설에서 유래되었습니다. 또한 **"면역 증진 블렌드"**는 유칼립투스 라디아타, 오렌지, 로즈마리, 시나몬 껍질, 클로브 에센셜 오일의 조화로, 건강한 면역 기능을 촉진하고 겨울철 아이들의 질병을 예방하는 데 활용됩니다. 이러한 블렌드를 공기 중에 확산시킴으로써 아이들의 신체적 건강뿐만 아니라 활력과 안녕감을 키워주는 치유적 분위기를 조성하고 있습니다. **프랑스 교육자들은 또한 정서적 안정과 편안한 학습 환경을 위해 에센셜 오일을 활용합니다.** 진정 효과로 유명한 라벤더 오일은 디퓨저와 가벼운 흡입법에 사용되어 아이들이 더욱 편안하고 집중할 수 있도록 돕고, 베티버 오일은 다른 오일과 블렌딩되어 정신적 명료성과 집중력을 높이는 데 사용됩니다. 레몬, 오렌지, 자몽 같은 시트러스 오일은 기분을 높이고 스트레스를 줄이는 데 도움을 줍니다.

프랑스의 보육 시설과 방과 후 프로그램에서도 아로마테라피의 혜택을 적극 활용하고 있습니다. **낮잠 시간**에는 라벤더, 캐모마일, 베르가못의 진정 효과로 아이들이 평화롭게 잠들 수 있도록 하고, 놀이 시간에는 페퍼민트, 유칼립투스, 로즈마리의 활기찬 향으로 어린 몸과 마음을 자극합니다. **식사 시간**에는 레몬, 진저, 페퍼민트로 식욕을 돋우고 쾌적한 분위기를 조성하며, 펜넬, 페퍼민트, 캐모마일 블렌드는 소화를 돕고 식후 불편함을 완화시킵니다. 뿐만 아니라 베르가못, 일랑일랑, 샌달우드는 **감정의 균형**을 잡아주고, 라벤더, 캐모마일, 클라리 세이지는 부드러운 **스트레스 완화** 효과로 아이들의 마음이 건강하게 성장할 수 있는 환경을 만들어줍니다. 아로마테라피스트로서 프랑스 학교와 어린이 시설에서 에센셜 오일의 변화의 가능성을 받아들이는 모습에 늘 영감을 받고 있습니다. 이는 아이들의 신체적 건강과 정서적 안녕을 지원할 뿐만 아니라, 평생 지속될 전인적 웰빙의 기반을 다지는 일이기도 합니다.

프랑스 메디컬 아로마테라피의 혜택을 우리 가정에 가져오고 싶은 부모님들은 에센셜 오일의 안전한 사용법과 적절한 활용법에 대한 기본적인 이해에서부터 시작하시면 좋습니다. 라벤더, 캐모마일, 스위트 오렌지 같은 아이들에게 친화적인 오일을 전문 아로마테라피스트의 지도 아래 **디퓨저나 희석된 국소 도포법으로 일상에 접목**해보세요. 점차 익숙해지면서 아이들의 고유한 필요에 맞는 다양한 블렌드와 활용법을 탐색해나갈 수 있을 것입니다.

에센셜 오일의 힘은 각각의 성분뿐만 아니라, 오일을 사용하는 마음가짐과 정성에서도 비롯됩니다. **마음챙김**과 존중의 자세로 아로마테라피에 접근한다면, 프랑스인들이 세대를 이어오며 해왔던 것처럼 아이들의 신체적, 정서적, 인지적 발달을 뒷받침하는 건강한 환경을 만들어낼 수 있습니다.

전인적 웰빙이 그 어느 때보다 중요한 지금, 프랑스 메디컬 아로마테라피의 비결은 우리 아이들의 건강과 행복을 키우는 자연스럽고도 부드러운 길을 제시합니다. 오랜 세월 검증된 이 지혜를 받아들임으로써, 우리는 에센셜 오일 한 방울 한 방울이 만들어내는 더 밝고 생기 넘치는 미래, 다음 세대를 위한 소중한 선물을 가꿔나갈 수 있을 것입니다.

교실에서 에센셜 오일을 활용하는 방법

활용 상황	에센셜 오일 종류	주요 용도	활용 방법
교실에서의 활용	면역력 증진 블렌드 (티트리 오일, 레몬 오일, 유칼립투스 오일)	면역력 증진 및 공기 정화	디퓨저에 몇 방울 떨어뜨려 교실 공기를 정화하고 건강을 보호
	정서적 안정 오일 (라벤더 오일, 로즈마리 오일, 카모마일 오일)	학생들의 정서적 안정과 스트레스 완화	디퓨저나 천에 오일을 묻혀 교실 구석에 배치, 정서적 안정감을 제공
낮잠 시간의 활용	숙면 블렌드 (라벤더 오일, 베르가못 오일, 카모마일 오일)	깊고 편안한 수면 유도	베개나 침구에 블렌드된 스프레이를 뿌려 숙면을 촉진
	베개 스프레이 (라벤더 오일, 샌달우드 오일)	낮잠 시간에 편안함 제공	베개에 라벤더와 샌달우드 오일을 블렌딩한 스프레이를 뿌려 진정 효과
놀이 시간의 활용	활력 제공 오일 (오렌지 오일, 페퍼민트 오일, 자몽 오일)	에너지를 북돋우고 활력 증진	놀이 공간에 디퓨저로 활용하거나 손목에 몇 방울 발라 학생들의 활동성을 촉진
	집중력 향상 블렌드 (로즈마리 오일, 레몬 오일, 페퍼민트 오일)	놀이와 활동 중 집중력과 창의력 향상	놀이 시간 전에 디퓨저에 넣거나 손목에 발라 집중력을 유지하도록 도움
식사 시간의 활용	식욕 촉진 오일 (레몬 오일, 오렌지 오일, 자몽 오일)	식욕 촉진과 소화 기능 지원	식사 전후 디퓨저에 활용해 식욕을 자극하고 소화를 돕는 환경 조성
	소화 기능 지원 블렌드 (페퍼민트 오일, 진저 오일, 레몬그라스 오일)	소화 촉진 및 위장 건강 유지	식사 후에 디퓨저나 롤러로 활용해 소화를 도와주고 배앓이를 예방

노인 건강 관리를 위한 에센셜 오일 활용

프랑스 노인 요양 시설 복도에는 라벤더의 은은한 향기가 감돌고 있습니다. 이는 아로마테라피가 노인 거주자들의 삶의 질과 웰빙을 증진시키는 데 얼마나 큰 힘을 발휘하는지를 보여주는 증거입니다. 에센셜 오일의 치료적 활용에 깊은 관심이 있는 한국인 아로마테라피스트로서, 저는 이러한 시설에서 시행되고 있는 혁신적인 건강 관리 프로그램을 면밀히 연구해 왔습니다. 이는 노인 돌봄에 아로마테라피를 통합하는 모범 사례로 볼 수 있습니다. 이러한 프로그램의 핵심 요소 중 하나는 **인지 기능과 정서적 웰빙을 지원**하기 위해 에센셜 오일을 목적에 맞게 사용하는 것입니다. 진정과 스트레스 완화 효과로 유명한 라벤더는 불안을 완화하고, 이완을 촉진하며, 수면의 질을 향상시키는 데 자주 사용됩니다. 자극적인 향을 가진 로즈마리는 각성, 기억력, 집중력을 높이는 데 활용됩니다. 활력을 주는 것으로 알려진 페퍼민트 오일은 정신적 명료함과 집중력이 요구되는 활동에 포함됩니다. 카모마일의 진정 효과는 불안을 줄이고 평온함을 촉진하는 데 이용되며, 베르가못과 같은 감귤류 오일의 상쾌한 향은 기분을 고양시키고 정서적 웰빙을 높이는 데 사용됩니다. 프랑스 노인 요양 시설에서는 이러한 에센셜 오일의 효능을 전달하기 위해 다양한 기법을 활용합니다. 직접 흡입하거나 확산을 통한 흡입은 향 분자가 뇌의 변연계와 상호작용하여 기분과 인지 기능에 영향을 미칠 수 있게 합니다. 마사지 아로마테라피는 접촉의 치료 효과와 에센셜 오일의 흡수 특성을 블랜딩하여 이완과 웰빙 감각을 높입니다. 매일 다른 향을 번갈아 사용하여 후각이 풍부한 환경을 조성하는 환경 개선은 인지 기능과 기억 회상을 자극합니다. 노인 돌봄에서 아로마테라피의 이점은 다각적입니다. 연구에 따르면 에센셜 오일은 **노인의 기억 회상과 전반적인 인지 기능을 개선**할 수 있다고 합니다. 특정 오일의 진정 및 기분 고양 특성은 불안과 우울증을 감소시켜 정서적 웰빙을 증진하는 것으로 밝혀졌습니다. 특히 라벤더와 카모마일은 수면의 질을 향상시키는데, 이는 인지 건강과 전반적인 웰빙을 유지하는 데 매우 중요합니다. 더욱이 아로마테라피의 기분 향상 효과는 행복과 이완과 관련된 신경전달물질의 생성을 자극하여 긍정적인 정서 상태에 기여할 수 있습니다.

프랑스 노인 요양 시설에서는 아로마테라피를 일상 생활에 성공적으로 통합하였으며, 종종 최대 효과를 위해 여러 기법을 조합하여 사용하고 있습니다. 예를 들어, 저녁에는 이완을 촉진하고 수면을 개선하기 위해 라벤더 오일을 사용하고, 아침에는 인지 기능과 집중력을 높이기 위해 로즈마리 오일을 활용할 수 있습니다. 돌봄 제공자들은 에센셜 오일의 적절한 사용과 적용에 대한 교육을 받아 아로마테라피 프로그램을 안전하고 효과적으로 시행할 수 있도록 합니다. 인지 및 정서적 웰빙을 지원하는 것 외에도, 아로마테라피는 노인 거주자의 **통증 관리와 이동성을 위한 보완 요법**으로도 연구되고 있습니다. 마사지 중에 국소적으로 적용하거나 확산을 통해 흡입할 때, 에센셜 오일은 통증과 염증, 근육 긴장을 완화하는 데 도움을 줄 수 있습니다. 진통 효과로 알려진 라벤더 오일은 만성 통증을 관리하고 이완을 촉진하는 데 사용될 수 있습니다. 항염증 효과가 있는 유칼립투스 오일은 혈액 순환을 개선하고 통증을 감소시킬 수 있습니다. 로즈마리 오일, 진저 오일, 페퍼민트 오일 또한 관절 유연성을 유지하고, 경직을 줄이며, 전반적인 이동성을 개선하는 데 도움이 되는 것으로 밝혀졌습니다.

에센셜 오일을 **물리치료와 마사지에 통합**할 때는 안전 예방책을 따르는 것이 중요합니다. 피부 자극을 피하기 위해 에센셜 오일은 국소 적용 전에 항상 캐리어 오일로 희석해야 합니다. 잠재적인 부작용을 파악하기 위해 패치 테스트가 권장됩니다. 또한 특정 에센셜 오일이 약물과 상호 작용하거나 특정 건강 상태를 악화시킬 수 있으므로 금기 사항을 인지하는 것이 중요합니다. 노인 돌봄에서 아로마테라피의 안전하고 적절한 사용을 보장하기 위해서는 의료 전문가와의 상담이 권고됩니다. 신체적, 인지적 이점 외에도 아로마테라피는 프랑스 노인 요양원에서 **편안한 수면을 촉진하고 평온한 환경을 조성**하는 데 중요한 역할을 합니다. 저녁에 확산되는 라벤더의 진정 효과는 불안을 줄이고 수면의 질을 개선하면서 이완 상태를 유도할 수 있습니다. 진정 효과로 알려진 카모마일 오일은 목욕물에 첨가하거나 룸 스프레이로 사용하여 평온한 분위기를 조성할 수 있습니다. 라벤더나 기타 진정 효과가 있는 에센셜 오일이 들어 있는 **베개 스**

프레이와 향낭을 침대 곁에 두면 편안한 수면 경험을 더욱 촉진할 수 있습니다. **웰빙에 대한 전체론적 접근법인 아로마테라피**는 프랑스 요양 시설에서 노인 거주자의 신체적, 정서적, 정신적 건강을 지원하는 부드럽고 비침습적인 방법을 제공합니다. 에센셜 오일을 신중하게 선택하고 활용함으로써, 이러한 시설들은 인지 기능을 향상시키고, 통증을 완화하며, 이동성을 개선하고, 이완을 촉진하며, 노인 거주자의 삶의 질을 높이는 양육 환경을 조성할 수 있는 아로마테라피의 잠재력을 입증하였습니다.

한국인 아로마테라피스트로서, 저는 프랑스 노인 돌봄에서의 혁신적이고 포괄적인 아로마테라피 접근법에 영감을 받았습니다. 이러한 실사례를 연구하고 적용함으로써, 우리는 에센셜 오일을 우리 자신의 노인 돌봄 프로그램에 더욱 발전적으로 통합할 수 있을 것입니다. 이를 통해 우리 노인 인구의 웰빙을 지원하는 전체론적이고 인간적인 접근 방식을 제공할 수 있습니다. 아로마테라피의 신중한 적용을 통해, 우리는 신체적 편안함, 정서적 회복력, 인지적 활력을 증진하는 양육하고 지지적인 환경을 조성할 수 있습니다. 궁극적으로 이는 황금기를 보내는 이들의 삶의 질을 향상시킬 것입니다.

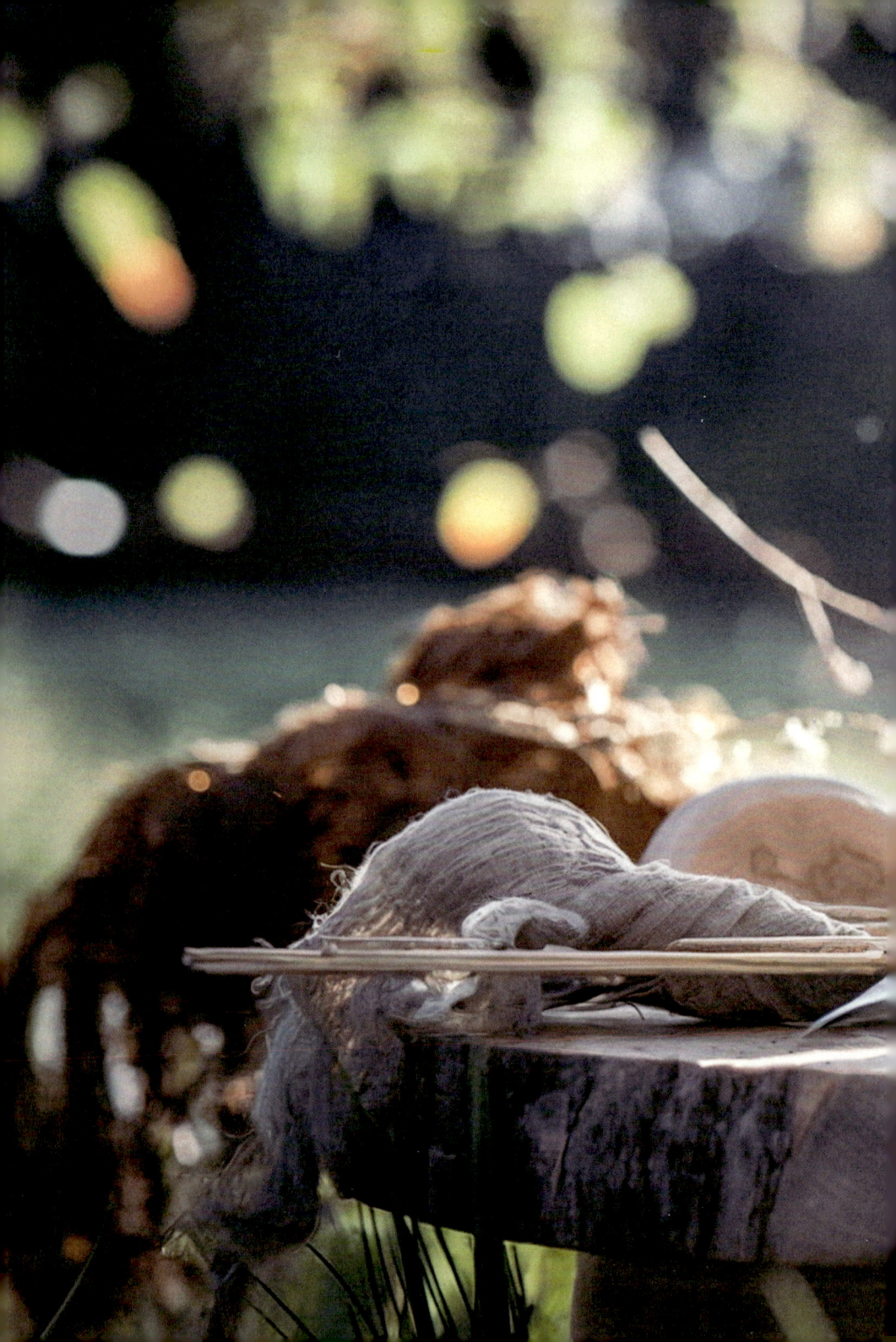

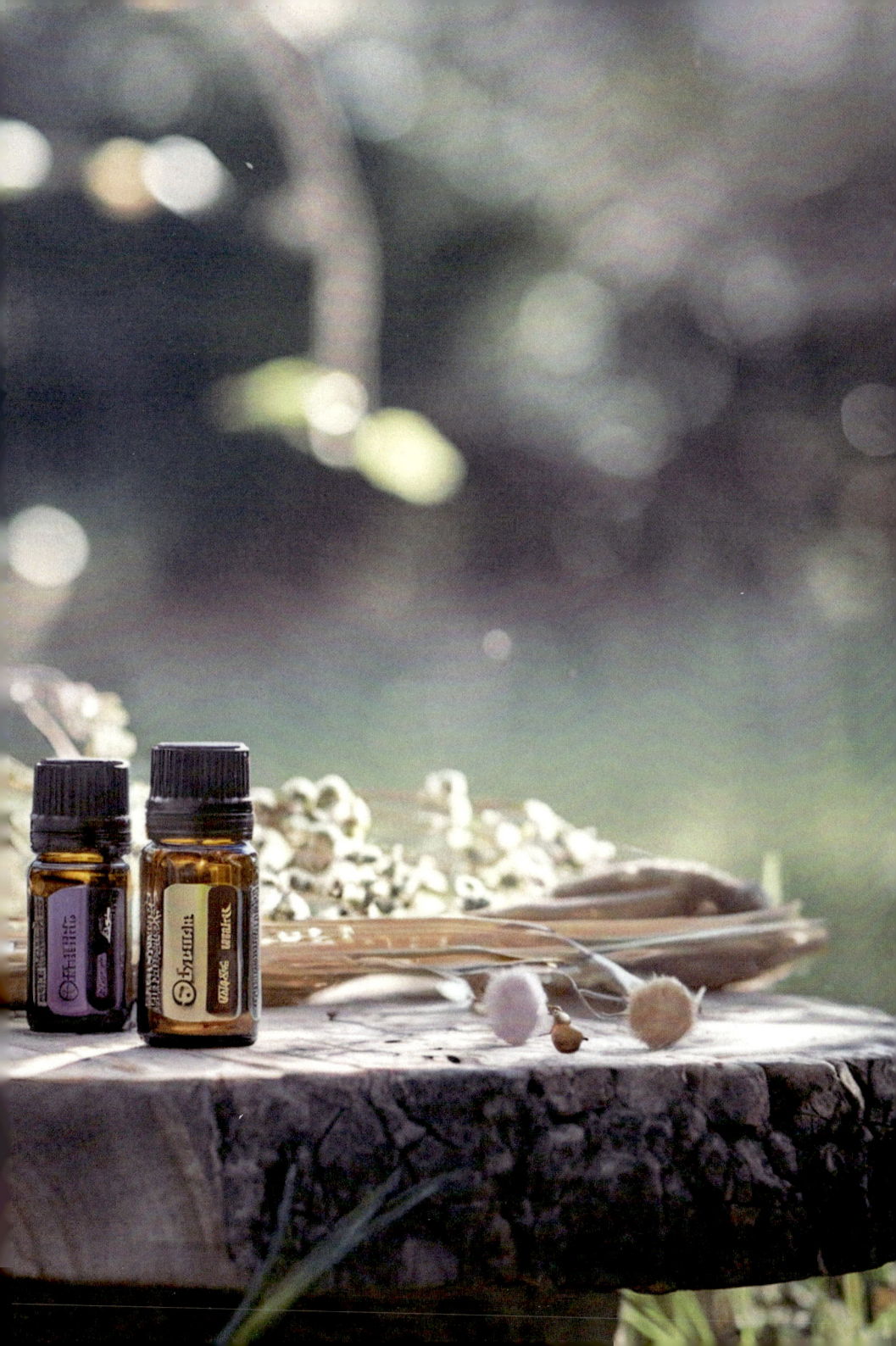

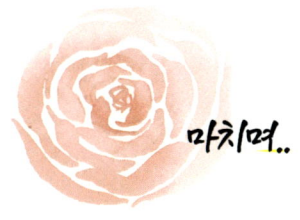

　이 책을 통해 여러분은 프랑스 메디컬 아로마테라피의 세계로 깊이 빠져들었을 것입니다. 에센셜 오일의 과학적 작용 원리부터 실제 임상 사례, 그리고 일상생활에서의 다양한 활용법까지, 프랑스인들이 오랜 시간 발전시켜 온 아로마테라피의 지혜를 느낄 수 있었기를 바랍니다. 아로마테라피는 단순히 좋은 향을 맡는 것 이상의 가치를 지닙니다. 자연에서 얻은 에센셜 오일의 힘은 우리 몸과 마음의 균형을 되찾아주고, 건강한 삶을 영위하는 데 도움을 줍니다. 프랑스에서는 이러한 아로마테라피의 효능을 인정하여 의료 현장에서도 적극적으로 활용하고 있으며, 개개인의 일상 속에서도 에센셜 오일은 없어서는 안 될 소중한 존재로 자리 잡고 있습니다. 이제 여러분도 프랑스 아로마테라피의 정수를 경험하셨으니, 이를 바탕으로 자신만의 아로마테라피 라이프스타일을 만들어 가시기 바랍니다. 에센셜 오일을 선택할 때는 항상 품질과 안전성을 우선시하고, 전문가의 조언을 구하는 것을 잊지 마세요. 또한 자신의 체질과 건강 상태, 그리고 선호하는 향을 고려하여 가장 잘 맞는 에센셜 오일을 찾아가는 것이 중요합니다. 아로마테라피의 여정은 끝이 없습니다. 새로운 에센셜 오일을 탐험하고, 블렌딩의 묘미를 느끼며, 그 효능을 직접 경험하는 과정 속에서 우리는 자연의 치유력과 조금 더 가까워질 수 있습니다. 프랑스 아로마테라피의 오랜 전통과 지혜가 여러분의 건강한 삶에 든든한 버팀목이 되어주길 기대합니다.

    마지막으로 이 책을 집필하는 데 도움을 주신 수많은 분들께 감사의 인사를 전합니다. 프랑스 현지에서 자신의 경험과 지식을 아낌없이 공유해 주신 아로마테라피 전문가 분들, 그리고 힘과 영감을 주신 가족과 지인들에게 고마운 마음을 전하며 맺음말을 대신하고자 합니다.

    건강과 행복이 여러분의 매일을 가득 채우기를, 그리고 프랑스 아로마테라피와 함께 더 나은 삶을 만들어 가시기를 진심으로 기원합니다. 이 책이 여러분 인생의 향기로운 동반자가 되었으면 좋겠습니다. 우리 모두 에센셜 오일의 선물을 마음껏 누리며 건강하고 아름다운 순간들을 채워나가요.

감사합니다.

프랑스 아로마 바이블
당신의 삶을 변화시킬 에센셜 오일의 모든 것

발 행 2024년 10월 4일 초판 1쇄 발행
저 자 이 주 예
발행처 클레버니스
발행인 조 성 준
주 소 서울특별시 은평구 갈현로 11길 46
전 화 010-2993-3375
팩 스 02-2275-3371
등록번호 제 2024-000045호
등록일자 2024년 5월 9일
ISBN 979-11-94129-56-1 (03510)
정 가 25,000원

※ 이 책은 저작권법에 의해 보호를 받는 저작물로 무단 전재나 복제를 금지하며,
※ 이 책 내용의 전부 또는 일부를 이용하려면 반드시 저작권자나 발행인의 서면동의를 받아야 합니다.
※ 파본 및 낙장은 구입하신 서점에서 교환하여 드립니다.